O LIVRO DE OURO DA Radiestesia

CONTÉM GRÁFICOS INÉDITOS

BRUNO GIMENES **PATRÍCIA CÂNDIDO** **LUIZ MOURÃO**

CONTÉM GRÁFICOS INÉDITOS

O LIVRO DE OURO DA Radiestesia

Desmistificando a Radiestesia com seriedade, respeito e resultados comprovados

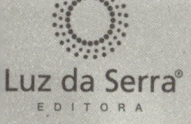

1ª Edição - Nova Petrópolis/RS - 2024

Produção Editorial:
Tatiana Müller

Revisão:
Aline Naomi Sassaki

Capa, projeto gráfico e diagramação:
Marcos Seefeld

Dados Internacionais de Catalogação na Publicação (CIP)
(Câmara Brasileira do Livro, SP, Brasil)

Gimenes, Bruno
  O livro de ouro da radiestesia : desmistificando a radiestesia com seriedade, respeito e resultados comprovados / Bruno Gimenes, Patrícia Cândido, Luiz Mourão. -- Nova Petrópolis, RS : Luz da Serra Editora, 2023.

  ISBN 978-65-88484-93-7

  1. Autoajuda 2. Autocuidado 3. Radiestesia 4. Radiestesia - Métodos gráficos 5. Terapia alternativa I. Cândido, Patrícia. II. Mourão, Luiz. III. Título.

23-169855   CDD-158.1

Índice para catálogo sistemático:

1. Autoajuda : Psicologia aplicada 158.1

Tábata Alves da Silva - Bibliotecária - CRB-8/9253

Todos os direitos reservados. Nenhuma parte desta obra pode ser reproduzida ou transmitida por qualquer forma e/ou quaisquer meios (eletrônico ou mecânico, incluindo fotocópia e gravação) ou arquivada em qualquer sistema ou banco de dados sem permissão escrita da Editora.

Luz da Serra Editora Ltda.
Rua das Calêndulas, 62
Bairro Juriti - Nova Petrópolis/RS
CEP 95150-000
loja@luzdaserra.com.br
www.luzdaserra.com.br
loja.luzdaserraeditora.com.br
Fone: (54) 99263-0619

Agradecimentos

Aos Guardiões da Ética:

Acácia Maria Dias Ferreira
Acacia Maria Santos Fonseca
Adesia da Silva Santos
Adriana Elisabeth de Oliveira
Adriana Nobre Silva
Aguida Renosto da Silva
Alcione Carvalhaes Pinheiro de Almeida
Alice Aiko Fujioka Yamada
Ana de Fatima Paulain Gavinho
Ana Emília Bierende
Ana Maria Cervi Soares
Ana Maria Figueiredo Frazão Gasperone
Ana Maria Weiss de Camargo
Ana Mirtes Maciel Fouro
Ana Paula Rachid Drumond
Ana Valeria Lau de Souza Rolim
Andrea de Mattos Lara
Andreia Alberti
Andressa Cristina Costa Reis
Anete de Cássia Gomes Kouno

Anisio Ryoiti Tsuruda
Anita Soares da Silva
Anna Carla Moreira Basilio
Aparecida Cristina Marques da Silva
Aparecida Tereza Zamara
Arlete Jaqueline Tschá
Beatris Sinara Ehlert
Bernardina Atanilde de Lima
Bruna Brito dos Reis Cosmos
Carla Maria Erlo Santos de Matos
Carlos Roberto Leite
Caroline Maria Evangelista
Célia Fumelli Monti Ribeiro
Celina Hirth
Christiane Paiva Direito Pereira
Cínthia Gabriela de Freitas Ribeiro Vieira Reis
Claire Alves Fernandes
Clarice Lucchetta
Claudia Mafra de Melo
Claudineia das Graças Blasius de Souza
Creuza Angela de Jesus
Cristiane Chaves Valter
Cristiane Costa Catermol
Cristina Doo Hee Park
Cristina Miyadaira Pezzotti
Cristina Silva

Cristina Travain
Daisi Camargo Doile
Daniela Cristina Souza Lana Magalhaes
Daniela dos Santos
Daniela Ferreira Furuzawa Garcia
Dark Aparecida Leite
Daselucid Guimaraes Militao
Deise Isabel da Costa
Denise Allgayer
Denize Fatima Kenerek
Dienifer Cardoso Baldez
Dirlene Carvalho Tirado Schuessler
Divina Aparecida de Ramos
Edinara Alice Rocha
Edna Maria dos Santos
Edymara Tatagiba Medina
Elaine Cristina do Nascimento
Elaine Domingos Rodrigues
Elane Costa Campos da Silveira
Elanir da Costa Campos Monteiro
Eledia de Faria Pereira Dantas
Eliana Garcia Lima
Elisa Endress
Elisabete Yumi Otiai Omi
Eliza Takara
Erica Bezerra Pastor

Erika Bicalho Durso Pereira
Fabrício Darós Dias
Fátima Abou El Zeenni
Fatima Maria Libano Morais Ferreira
Fatima Monteiro da Costa Lopes
Fernanda Pozzera
Flavio Henrique da Silva Dantas
Francieli da Silva Franco
Francine Lucas Boldan de Castro
Francine Taís Butsch Ponticelli
Gabriela Zumba de Amorim
Gelsi Elzira de Vargas Assunção
Gesiane Cristine Barbosa
Gilardi Evangelista
Gisele Vieira Lima
Gisleine de Fátima Zanoni
Giuliano Carraro
Guilhermina das Graças Pereira Moretti
Hannelore Jensen
Helena Isabel Soares Santiago
Helena Maria da Silva
Helenice do Carmo Silva Magalhães
Hetiane Oliveira
Hilda Brasil Gomide Soares
Ida Marina Cintra de Souza Sprovieri
Ilma Neitzke Seus

Iloni Gorete Sobazacki Boff
Inajara Paloma Correa de Lima
Iolanda de Souza
Irene Grando
Isabel Cristina Romeu Rodrigues
Isolina Aparecida de Almeida
Ivana Peixoto
Ivone Silvestre de Lima
Jeacqueline Couto de Borba do Couto
Jhéssica Wendy Serafim Bonfim
Josele Batista da Silva
Juçara Fernanda Garibaldi
Julia Pereira da Silva Araujo
Juliana Krapas de Oliveira
Kallyla Guimaraes Affonso Hermenegildo
Karina Ferreira Dantas
Karine Manfredini
Karla Boniatti
Katia Catarina Simões Porto
Kelly Cristina Schmidt
Laís Regina Hommerding
Laudecy Soares da Silva
Leila Cristina Cavalin de Lima
Liane Balvedi Poersch Bortolon
Liliane Birnfeld Branco
Lindamir Antunes da Silva Sampaio

Lívia Dalila Germany Cunha Cé
Lorena Centenaro
Lorena Teresinha Frigo
Lucia Helena da Silva Pires
Lucia Maria Mattos dos Anjos Pereira
Lucia Massako Toba
Lucia Salve Laterza Lopes
Luciana Araujo Leirias
Luciana Maria Carraro Zucato
Luciana Vasconcelos de Souza
Lucilene Verssuti
Lucimara Malavazzi
Luisa Hitomi Shinohara
Luísa Primor Domingos Simão
Luiz Antônio Vieira dos Santos
Luiza Cristina Dias da Silva
Madalena Y. Hayashi
Magali do Rocio Montalto
Magda Aparecida da Silva Teixeira
Magda Bitelo
Maira Lucia Lobo Soares
Mara Regina Dáu de Alcântara
Márcia Alice do Amaral Gaspar
Marcia Cristina Karfitsas
Márcia Cristina Rossi
Márcia Machado da Silva

Marcos Ralston de Oliveira Rodeguer
Margareth Bezerra Bentes
Maria Alice Aguiar Manara
Maria Alice de Andrade Quaresma
Maria Alice Pereira Knauf
Maria Ângela Ermel
Maria Bagatini
María Beatriz de Matos
Maria Clara Marques Robadey de Souza
Maria Claudia Gonçalves Coimbra Souto de Araújo
Maria Cleci Fernandes Dias
Maria Cremilda Penante Nascimento
Maria da Penha Carreiras
Maria das Graças de Oliveira Araujo
Maria de Fatima Brandolin
Maria de Fatima Martins
Maria dos Anjos Macedo Rodrigues
Maria Fernanda F. Bueno
Maria Giselda Sousa de Araujo
Maria Helena de Castro Favilla Nunes Marchesini
Maria Helena Kuhn de Lima
Maria Jose da Silva Luna
Maria Leila Silva Pontes
Maria Lucia Soares
Maria Onicia Crispim Brandão
Maria Tomaz dos Santos Soares

Maria Trindade Moreira da Silva
Maribel Jesus Silva
Mariclei Elisangela Formolo
Maristela Schneider
Mariza Kawamura
Marlene Aparecida de Lima Lourenco
Marlete Boshammer
Marta Meire Oliveira Fonseca
Meire Akemi Urayama Alves
Michele Aparecida Pereira
Mônica Alves Pereira
Mônica de Souza Hungria
Nadia Prezzotto
Neia Strollego
Neide da Silva Nunes Ferreira
Nelva Maria Bevilaqua Scariotti
Nely Antonia de Jesus
Neusa Maria Pandolfo Daniele
Nicia das Graças do Prado Nogueira
Niete Almeida Silva
Nilza Maria das Graças Hott
Noemí Marques dos Santos
Odete Maria Alcantara
Olinta Silveira de Oliveira Mesquita
Patricia de Oliveira Perez de Paula
Patrícia Reis Bella Martinez

Paula Cristina de Carvalho Campos Mardonado
Priscila Valieri Vules
Rachel Charlier Madeira Kalipdjian
Rachel da Paixão Manganelli
Raquel Cunha Gonçalves
Regina Chaves Cordeiro
Regina Kazue Ui Ohta
Reginelia Catharina Glicerio
Renir Rosolen Dalle Laste
Rosa Pascoal
Rosa Regina Vitolo
Rosalina Moro
Rosana Moreira Amorim Areal
Rosana Smék
Rosângela Osório Sokolowski
Rosângela Rita da Silva Marques Pereira
Ruthe Soares Madeira
Sandra de Oliveira Winter
Sandra Dutra Alves Coelho
Sandra Regina Campos Lanciani
Sandra Regina Feliciano dos Reis Narloch
Sandra Venuzia Gomes Chagas
Selma Aparecida de Souza Mendonça
Silene Christofaro Romani
Silvana Lima Carvalho
Silvania Pesamosca dos Reis

Silvia R. B. Silveira
Silvia Regina Cason
Silvia Tiemi Matayoshi
Sindy Bispo
Sirlene Jesus da Silva
Solange Aparecida Carneiro de Souza
Sônia Cristina Araújo de Oliveira
Sônia Maria da Silva
Sonia Maria Oliveira Soares dos Santos
Soraya Vilas Bôas Hussein
Sueli Fabiano do Rozário Carvalho
Sueli Pereira Cardoso Tonietto
Suzéte Burak
Tadashi Akatsu
Tânia Cecília Tavares Casquel
Terezinha de Fátima Barreiros de Almeida
Thaísa Cavalcanti Pereira
Vanessa Figueiredo Silveira
Vera Lúcia Ribeiro Rodrigues
Veronica Lana Schmidt
Vilma Mendes
Viviane Katherine Furquim de Oliveira
Viviane Patricia Trindade
Wilson Batista Emerick
Yara Vanessa Portuguez Fonseca
Yukiko Mukai

SUMÁRIO

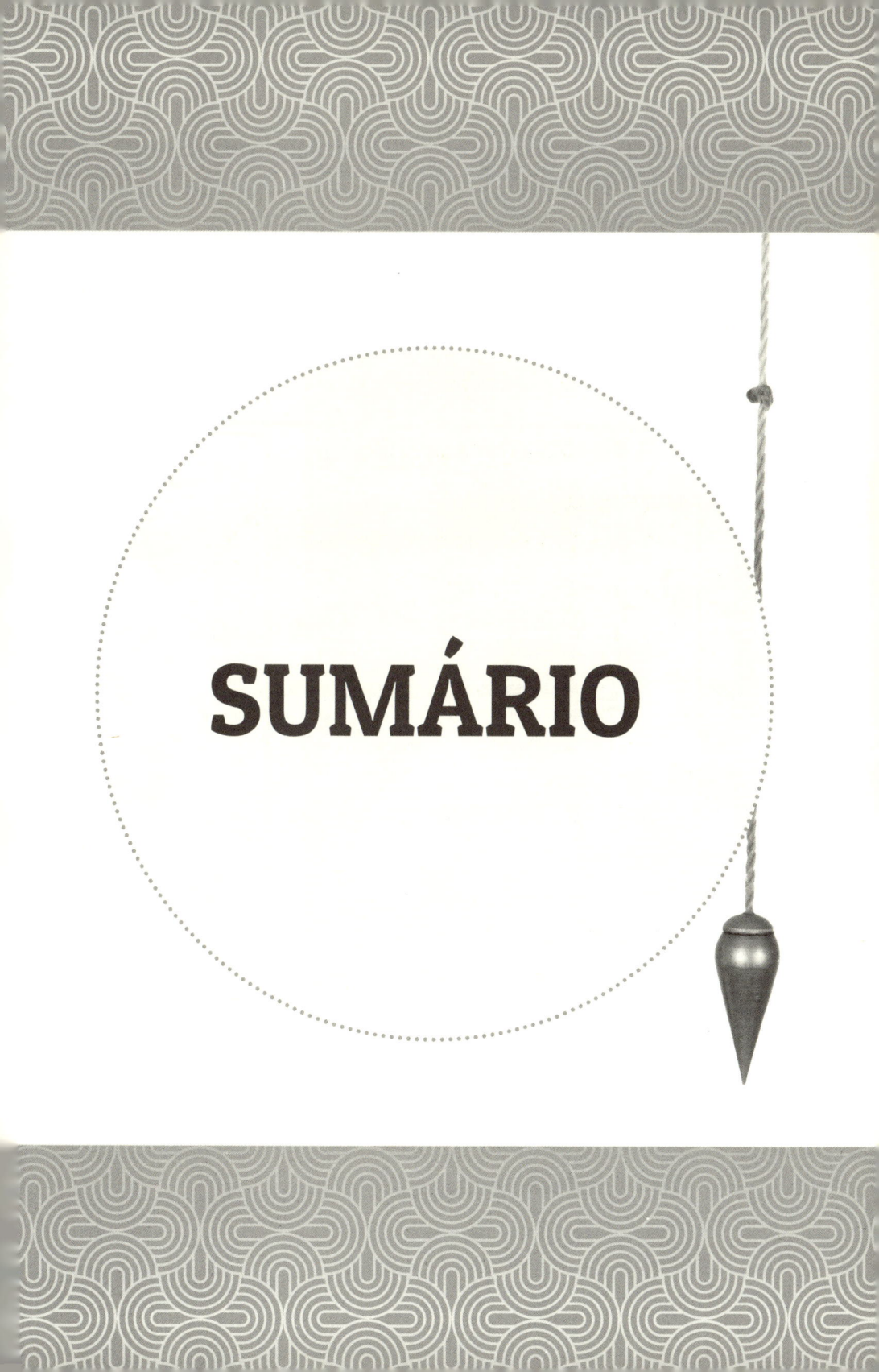

INTRODUÇÃO 21

SINTONIA SUTIL: EXPLORANDO OS MISTÉRIOS
DA RADIESTESIA DE ENVIO A DISTÂNCIA 22

PARTE 1 – A RADIESTESIA 29

A RADIESTESIA 30
  Exemplos de aplicação de Radiestesia 32

O RADIESTESISTA 34
  A Oração do Radiestesista 38

RADIÔNICA E RADIESTESIA
DE ENVIO A DISTÂNCIA 39

TODAS AS RESPOSTAS ESTÃO NAS
VIBRAÇÕES QUE O RODEIAM 45
  O que é saúde? 45
  Os chacras e sua energia 47
  Primeiro chacra ou Muladhara 54
  Segundo chacra ou Swadhistana 55
  Terceiro chacra ou Manipura 56
  Quarto chacra ou Anahata 58
  Quinto chacra ou Vishuddha 60
  Sexto chacra ou Ajña 61
  Sétimo chacra ou Sahashara 63

Tabela 1: Chacras, suas características, classificações e relações 66

Tabela 2: Doenças/desequilíbrios x causas x chacras relacionados 68

Os mistérios da aura 72

A energia, seus nomes e propriedades ao longo da História 76

As camadas do campo áurico 79

As cores da aura e sua interpretação 84

O que a cor predominante da sua aura externa diz sobre você? 87

PARTE 2 – A RADIESTESIA DIAGNÓSTICA 97

RECOMENDAÇÕES PARA A BOA PRÁTICA DA RADIESTESIA DIAGNÓSTICA 100

1. Escolha do local adequado 100
2. Proteção pessoal 101
3. Ajuste da sua postura 102
4. Orientação geográfica do radiestesista 103
5. Aprendendo a segurar o pêndulo 103
6. Como programar seu pêndulo 107
7. Os movimentos do pêndulo 110
8. Hora de praticar 111
9. Conselhos dos professores 112

INSTRUMENTOS RADIESTÉSICOS 114

EXERCÍCIOS PARA TREINO DO RADIESTESISTA 120
    Encontre o cristal escondido 121
    Revele cores favoráveis para pessoas e ambientes 122
    Sintonize objetos nos ambientes 123
    Harmonize ambientes com gráficos radiestésicos 125
    Realize diagnóstico dos chacras 127

ODOMERTIA – TRATAMENTO DE HARMONIZAÇÃO, EQUILÍBRIO E ALÍVIO DE DORES LOCAIS 131
    Equilibrar o campo energético de
    pessoas ou objetos 135
    Equilibrar os campos energéticos do ambiente 137
    Tratar dores e doenças localizadas 139

PARTE 3 – RADIESTESIA DE ENVIO A DISTÂNCIA 141

OS GRÁFICOS RADIESTÉSICOS E A PRÁTICA DA RADIESTESIA 142

GRÁFICOS PARA ANÁLISE 148
    Biômetro (ou Régua de Bovis) 149
    Psicométrico de Bélizal 153
    Psicométrico de La Foye 157

GRÁFICOS PARA DINAMIZAÇÃO, VALORIZAÇÃO OU MATERIALIZAÇÃO RADIESTÉSICA 159
    Decágono 160
    Hiranya 165
    Alta Vitalidade 167

GRÁFICO PARA REEQUILÍBRIO AMBIENTAL E COMPENSAÇÃO DE ENERGIAS DELETÉRIAS 169
- Símbolo Compensador de André Philippe (SCAP) 170

GRÁFICOS EMISSORES 173
- Turbilhão 174
- Cruz Atlante 176
- Pirâmide Plana 178
- Espiral 180

GRÁFICOS COM APLICAÇÃO ANTIMAGIA E PROTEÇÃO 182
- Antimagia 183
- Escudo 185
- Yoshua (ou Nome Místico de Jesus) 187

GRÁFICOS ESPECIAIS 189
- Desimpregnador 190
- Desembaraçador Material 192
- Desembaraçador Emocional 194
- Ômega-Alfa 196
- Tri-Círculo 201
- Mesa D'Amiens 203
- Vesica Piscis 205
- Nove Círculos 207
- Merkabah 210
- Flor da Vida 214
- Nó Infinito 218
- Sri Yantra 221
- Paciência 224

Limpeza Energética 227
　　Coragem 230
GRÁFICOS DE ANÁLISE E MEDIÇÃO 233
　　Sistemas 235
　　Órgãos 236
　　Condições 237
　　Causas 1 238
　　Causas 2 239
　　Glândulas 240
　　Nutrição e Alergias Alimentares 241
　　Estados Psíquicos 1 242
　　Estados Psíquicos 2 243
　　Motivações Pessoais 244
　　Compatibilidade em Relacionamentos 245
　　Tratamento 246
　　Relógio Radiestésico 247
　　Análise Geral 248
　　Análise dos Chacras 249

UM CONVITE ESPECIAL 250
BIBLIOGRAFIA 255

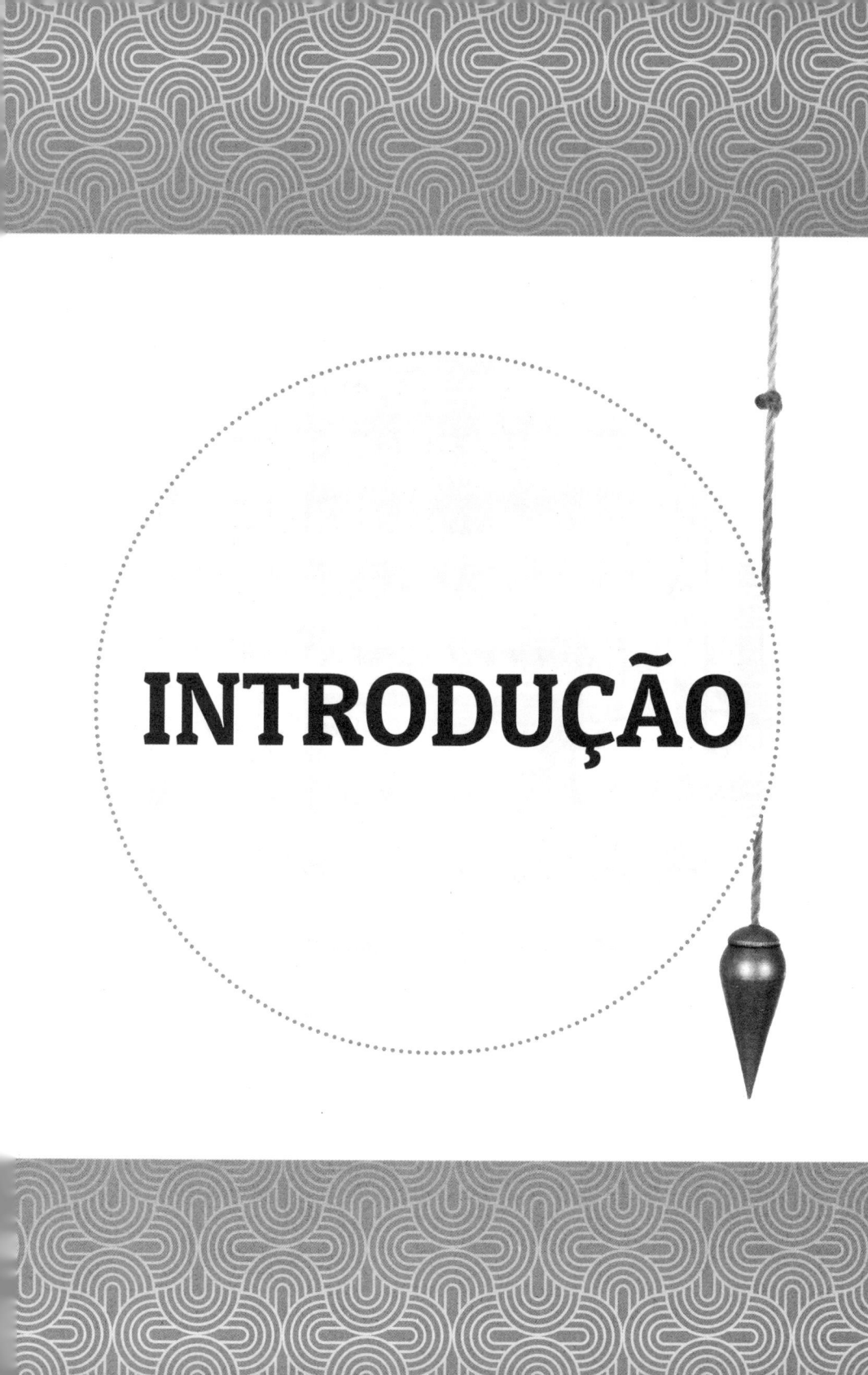

INTRODUÇÃO

SINTONIA SUTIL: EXPLORANDO OS MISTÉRIOS DA RADIESTESIA DE ENVIO A DISTÂNCIA

Nas profundezas do nosso inconsciente, reside o conhecimento dos mistérios universais. Se somos feitos à imagem e semelhança de uma inteligência universal onipotente e onipresente, e temos dentro de nós a mesma substância primordial do criador, então seríamos também capazes de criar, codificar, interpretar e compreender tudo o que existe???

O ser humano sempre buscou desvendar os mistérios da natureza e montar o quebra-cabeças cósmico; e através da história podemos conhecer vários experimentos, bem e mal sucedidos, em busca desse conhecimento.

A Radiestesia se encaixa no momento em que o homem começa a entender sua relação com os fenômenos naturais, e se inicia um processo de curiosidade e interpretação do intangível, do invisível, ou seja, de tudo que é misterioso. Faz parte da nossa ancestralidade a busca por respostas, e foi na antiguidade que um princípio filosófico se uniu a um princípio radiestésico!

O princípio filosófico diz que se você ainda não tem a resposta, é porque não soube fazer a pergunta, pois quando sabemos fazer a pergunta correta, o universo nos responde até em uma fila de padaria! Essa é uma metáfora para explicar que quando temos curiosidade sobre um assunto, ou quando fazemos alguma pergunta como "Onde foi que eu errei?", as situações da vida estabelecem as sincronicidades necessárias para detectarmos as respostas, e muitas vezes um comentário aleatório de alguém, em qualquer lugar, parece ser a resposta de que precisamos.

A Radiestesia se une a esse processo por ser uma decodificadora de energias, pensamentos, sentimentos, emoções, estados de espírito, conseguindo transformar meras sensações em respostas assertivas.

Os radiestesistas bem treinados, comprometidos, sérios e competentes, como aqueles que passam pelos nossos treinamentos, tornam-se verdadeiros sábios, porque conseguem tomar decisões assertivas com escolhas baseadas em dados, probabilidades, percentuais, e isso torna tudo mais claro e bem direcionado, bem como livre de achismos e subjetividade, evitando decisões baseadas em "eu acho que...".

Você certamente já escutou aquele ditado: "em terra de cegos, quem tem um olho é rei". É exatamente assim que percebemos o radiestesista em meio às pessoas comuns: ele consegue ver com clareza aquilo que mais ninguém vê, porque consegue ser preciso e cirúrgico em suas decisões.

Na nossa caminhada como radiestesistas profissionais, professores de terapias naturais, mentores, treinadores e escritores, já testemunhamos muitos resultados radiestésicos que colocam a área acadêmica em choque de realidade, onde constantemente afirmam: "é um milagre", "isso é um mistério para nós", ou "isto é impossível". De forma alguma a intenção do *Livro de Ouro da Radiestesia* é conflitar com as técnicas tradicionais da ciência clássica, mas sim trazer complementaridade ao que já é utilizado pela maioria, com clareza, respeito, conhecimento e muito discernimento. Quando as técnicas tradicionais e complementares unem forças, os resultados se tornam mais acelerados e nossa jornada humana se torna mais leve e feliz.

O que nos motivou a escrever essa obra foi a nossa experiência de mais de vinte anos como professores de Radiestesia ao observar os erros e dissonâncias que estão acontecendo nos últimos anos: pessoas despreparadas, pobres de conhecimento e muitas vezes ignorantes, têm deturpado essa ciência milenar, causando danos e descaracterização nos ensinamentos da Radiestesia. Observando esses movimentos e, principalmente, relatos de pessoas que ao entrar em contato com a Radiestesia manifestaram insatisfações e problemas, começamos a investigar e nos demos conta de que precisávamos agir para honrar nossos ancestrais e sobretudo os grandes teóricos da Radiestesia, como Paracelso, Abade Bouly e Mermet.

Os erros por aí são muitos: confusão entre os conceitos de Radiestesia e Radiônica, criação e divulgação de gráficos não testados, as fatídicas mesas radiônicas (que de radiônicas não tem nada) sem acurácia e muitas vezes imprecisas devido ao amontoado de gráficos e geometrias desordenadas, e toda sorte de "invenções" sem lógica alguma que desrespeitam e deturpam a Radiestesia raiz. Mas o que realmente nos chocou foi observar, nessa era de tantos vídeos e lives, profissionais ensinando a Radiestesia sem que soubessem ao menos segurar o pêndulo da forma correta, e sem os conhecimentos básicos, como, por exemplo, a orientação geográfica tanto dos gráficos quanto do radiestesista.

Então estamos aqui, nos empenhando ao máximo para restabelecer a seriedade dessa técnica que, se utilizada da forma correta, transforma e muda para sempre a vida dos receptores, como aconteceu conosco: mais saúde, prosperidade, felicidade, leveza e realização são apenas alguns resultados que conquistamos! E agora chegou a hora de dividir tudo isso com você!

Na parte 1, aprendemos os conceitos iniciais sobre a Radiestesia, suas aplicações e sua trajetória encantadora, que remete ao Antigo Egito e faz um passeio pela história da humanidade, mostrando o quanto esse conhecimento sempre esteve presente no meio de nós, humanos.

Depois, mostramos algo que tem gerado bastante confusão nos dias atuais: a diferença entre Radiestesia e Radiônica, para que você tenha clareza ao utilizar estes termos técnicos!

Em seguida, adentramos no fascinante terreno da Aura Humana, um conhecimento de fundamental importância para que possamos utilizar a Radiestesia com eficácia nos tratamentos de dores localizadas e doenças. Nesse capítulo que é muito completo você aprende a identificar as cores da aura, interpretar a condição dos chacras e analisar o estado de saúde mental, física, emocional e espiritual dos seres vivos.

À medida que nos aprofundamos, chegamos na Parte 2, a Radiestesia Diagnóstica, ou Radiestesia de Análise, onde você aprende de forma segura a medir, analisar, quantificar e avaliar situações, pessoas, ambientes, probabilidades e, sinceramente, apenas com essa parte, você já conseguiria fazer o que muitas pessoas por aí julgam ser impossível ou chamam de sorte! Você vai se divertir muito nesta parte, pois criamos exercícios lúdicos e muito práticos, com um grandioso grau de profundidade.

A Parte 3 nos traz a Radiestesia de Tratamento, ou Radiestesia de Envio a Distância, uma parte bem mais profunda de conhecimento que pode ser adquirida apenas depois de um período de muita prática da parte 2; onde utilizamos os poderosos gráficos radiestésicos, capazes de alterar a frequência e a vibração de um problema, destravar situações complicadas que se arrastam há tempos, como inventários, processos e causas que tramitam na justiça. Os gráficos também auxiliam no tratamento de doenças, energização de florais e remédios naturais, na conquista de metas e objetivos e também nos processos de equilíbrio e harmonização de ambientes, trazendo infinitas possibilidades ao radiestesista.

Precisamos lembrar que a Radiestesia necessita de muito treino, preparo, estudo, uma mente concentrada e principalmente muita atenção! Existem muitos detalhes que precisam ser percebidos para que o trabalho seja bem-feito, então pratique todos os dias, faça muitas anotações, comparações, converse com outros radiestesistas para trocar ideias e principalmente: seja curioso como uma criança cheia de brilho nos olhos ao fazer boas perguntas! Você vai se surpreender com o que será capaz de produzir.

A principal sensação de um bom radiestesista é que ele tem o poder de desvendar qualquer mistério e fazer o impossível!

Desejamos que nas próximas páginas, você embarque em uma linda jornada de autoconhecimento, poder, alegria, fé e capacidade de transformação não só da sua vida, mas de todos aqueles que o rodeiam!

Com carinho,

Bruno, Patrícia e Luiz.

PARTE 1

A Radiestesia

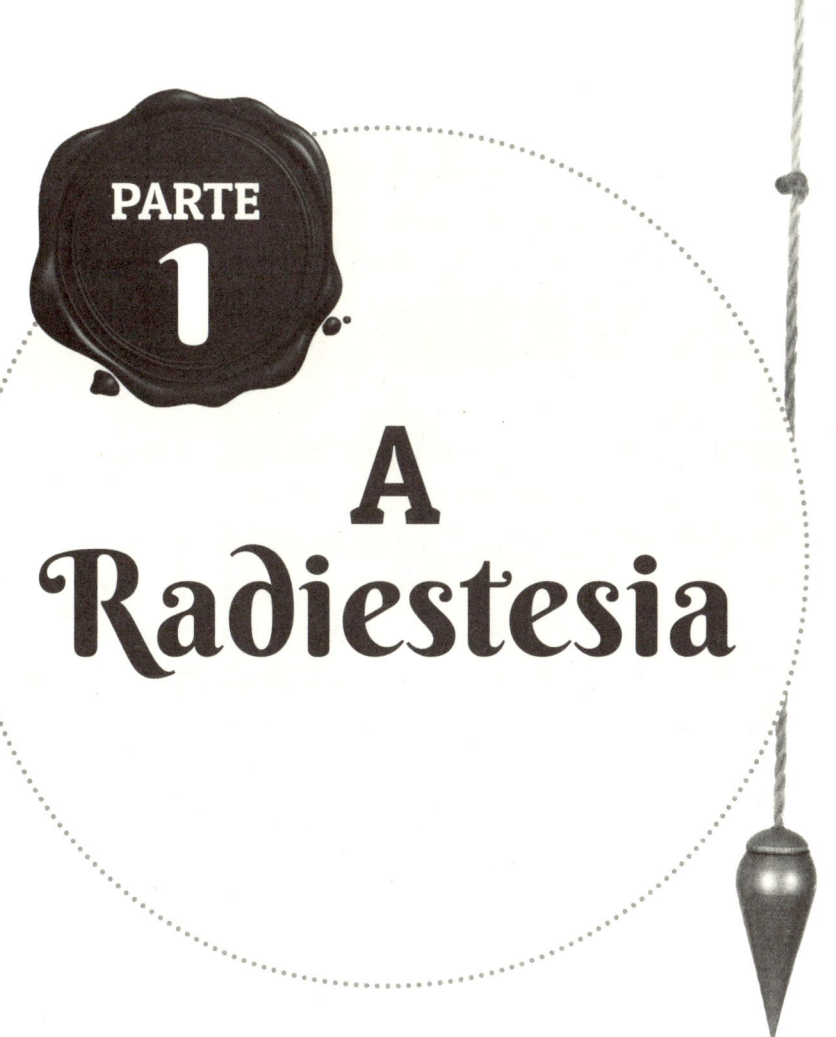

A RADIESTESIA

A existência de radiações na natureza é fato real e comprovado pela ciência. Podemos pensar nos mais diversos tipos de radiações, como raios de calor, raios-X, raios ultravioletas, raios infravermelhos, etc.

A Radiestesia é uma ciência muito antiga, que se constitui na capacidade de perceber e sentir, detectar e qualificar, com ou sem instrumentos, as energias geradas e irradiadas pelos seres, pelas coisas e pela Terra. Vale destacar que alguns indivíduos têm essa capacidade naturalmente mais aflorada, mas ela pode ser desenvolvida por qualquer pessoa.

Esta ciência detecta todos os tipos de manifestações energéticas. Através dela, podemos descobrir objetos ocultos, detectar doenças, determinar alimentos e medicamentos adequados para situações específicas, bem como perceber o desgaste de energia no corpo humano, seja nos setores psíquicos ou físicos.

O corpo humano é capaz de reagir às mais diversas radiações emitidas por qualquer objeto ou até mesmo por outros seres vivos. Essa capacidade já é explorada há milhares de anos, pois a mente consciente não consegue distinguir, classificar ou qualificar com clareza quais são as informações e frequências captadas. Podemos dizer que esta é uma faculdade do homem, que, acrescida de técnicas e disciplinas aplicadas, tem alcançado um alto grau de desenvolvimento que permite realizar qualquer tipo de investigação, seja qual for sua natureza.

Radiestesia é um método simples e admirável de decodificar as respostas solicitadas ao inconsciente, que, sob o comando da vontade, se manifesta por meio dos movimentos de um pêndulo ou dos demais aparelhos radiestésicos. Ela é uma porta segura para a quarta dimensão (a dimensão do pensamento), um novo horizonte aberto, onde podemos obter informações que emergem do espaço e do tempo.

A prática da Radiestesia não tem nada de misterioso; ela depende apenas de uma educação da mente. A genialidade do inconsciente se revela altamente eficiente na solução de problemas de toda a espécie. Mas isso deve ser conquistado como resultado da exploração, treinamento e compreensão de si mesmo.

É importante mencionar que, apesar de a Radiestesia poder ser utilizada por qualquer pessoa minimamente preparada, deve-se estudar e, principalmente, praticar bastante antes de fazer qualquer tipo de avaliação, ainda mais em se tratando de pessoas.

EXEMPLOS DE APLICAÇÃO DE RADIESTESIA

- A Radiestesia pode ser utilizada em diversos domínios, como por exemplo na agricultura (para saber a qualidade das sementes e dos terrenos), na arqueologia, na geologia, na psicologia e nas terapias naturais (para fins de diagnóstico, homeopatia, florais, chás), bem como em investigações policiais (para encontrar pessoas desaparecidas e desvendar mistérios), na medicina das casas, na busca por água, entre outros.

- A Radiestesia também atua na captação do campo de energia humano, no alinhamento dos corpos sutis, na captação da energia dos chacras e dos bloqueios energéticos, na identificação da cor predominante da aura, na detecção de energias negativas e de parasitas energéticos.

- Entre outras aplicações, a Radiestesia auxilia na identificação de objetos perdidos, sintonização de objetos e móveis no lar, escolha de cores adequadas para os ambientes, Feng Shui, detecção de emanações telúricas, entre outros. A aplicação da Radiestesia é ilimitada, use sua criatividade!

- Através da Odomertia, podemos tratar dores locais e ajustar a frequência dos chacras e pontos de energia, equilibrando aspectos da saúde, mente, emoções e espírito.

A Radiestesia é a ciência da nova era, e quando praticada por pessoas éticas, preparadas, sérias e comprometidas, pode conquistar o que costumam chamar popularmente de milagre.

O RADIESTESISTA

RADIESTESISTAS AO LONGO DA HISTÓRIA

Existem ilustrações do imperador chinês Yü, que governou a China há 4 mil anos, usando uma forquilha para detectar água. No Egito, existem registros de radiestesistas há milhares de anos. Moisés, quando fez verter água da pedra, usou um bastão que se inclinou para baixo para indicar a presença de veio de água (texto da Bíblia).

Livros e gravuras antigos sobre a Idade Média mostram os mineiros se utilizando das varinhas mágicas para descobrir a presença de veios de água e de jazidas de minérios.

Roma foi construída sobre um lugar escolhido por um radiestesista etrusco, que determinou a zona de influências favoráveis para a implantação da cidade. Cada exército romano tinha um pelotão de radiestesistas que, usando varas de madeira, detectavam fontes de água subterrâneas necessárias à alimentação das tropas. Já os sacerdotes da Roma Imperial preferiam usar o pêndulo.

- Durante a Idade Média, o uso da Radiestesia foi confundido com as práticas de magia negra, e assim foi condenado pela Inquisição. No entanto, desde 1546, instrumentos de madeira (as forquilhas) foram usados novamente, principalmente na exploração do subsolo em toda a Europa.

- Em 1890, os abades franceses Mermet e Bouly inventaram o termo Radiestesia, do latim radius (raio) e do grego aisthêsis (sensibilidade). Eles começaram a fazer detecção a distância, comprovando esse progresso cientificamente.

- Em 1904, o radiestesista Grisez descobriu as minas de potássio na região da Alsácia, especificando a profundidade exata da camada: 400 metros. Ele recebeu como pagamento a quantia de três milhões de francos de ouro, uma fortuna na época.

- Em 1929, foi criada a Associação Francesa e Internacional dos Amigos da Radiestesia, que contava em seu comitê de honra com vários cientistas das academias de Ciências e Medicina da época.

Quatro radiestesistas famosos do século XX: o Abade Bouly (1865-1958), considerado o pai da Radiestesia; o Abade Mermet (1866-1937), filho e neto de radiestesistas, conhecido como o príncipe dos radiestesistas; Henry de France (1872-1947), o aristocrata da Radiestesia, que foi o primeiro a falar de intuição; e Joseph Treyve (1877-1946), com mais de 840 fontes encontradas.

Desde então, a prática da Radiestesia se expandiu no mundo inteiro, com crescimento surpreendente em diversas áreas: Medicina, Psicologia, harmonização de casas e terrenos, agricultura e localização de fontes de água. No Brasil, o número de radiestesistas, profissionais ou não, aumenta a cada ano.

Um radiestesista atua com sua sensibilidade para captar informações das energias da Terra e saber se essas são as maiores responsáveis pelas doenças, limitações e desarmonias, ou se outros fatores estão causando esses desequilíbrios.

Todas as pessoas têm sensibilidade às irradiações das energias. Algumas raras pessoas possuem sensibilidade superaguçada para captar informações corretas das irradiações de energia, com ajuda ou não de instrumentos radiestésicos: são os radiestesistas natos, que podem desenvolver a capacidade de perceber e captar as irradiações e suas influências.

Existem vários instrumentos sensíveis às radiações, muitos deles milenares. Os mais comuns são:

- Forquilha
- Pêndulo
- Aurameter
- Dual rod

Atualmente, dispomos de avançados e precisos instrumentos de medição que detectam e quantificam essas irradiações, tais como contadores *Geiger* ou *Kombi-test* e outros tão complexos que estão acessíveis somente aos centros de pesquisas.

A Oração do Radiestesista

A partir deste momento, o pêndulo é o meu instrumento principal de comunicação com tudo o que existe e poderá existir, sendo o amplificador e o codificador de todo conhecimento inconsciente, de forma clara e precisa, sempre que eu assim o quiser.

Quando eu segurar o pêndulo na mão, qualquer que seja, e fizer uma pergunta, a resposta virá através dele. Usarei esse conhecimento somente para o bem.

Respeitarei a intimidade das pessoas, algo a que todo o ser humano tem direito, não revelando segredos a ninguém, a não ser para evitar um mal grave.

Recomendamos que você faça essa oração antes de todos os seus trabalhos com Radiestesia, e sempre que sentir vontade.

RADIÔNICA E RADIESTESIA DE ENVIO A DISTÂNCIA

A Radiônica é uma forma de tratamento que consiste num diagnóstico a distância, por meio de habilidades psíquicas ou conhecimento intuitivo. O praticante transmite a distância as vibrações de tratamento apropriadas, além de prescrever tratamentos naturais ou vibracionais, como florais, chás, cromoterapia etc.

Essa forma de tratamento ganhou mais força na década de 1920, após a popularização do trabalho de um médico que percebeu que pessoas com a saúde prejudicada tinham órgãos e outras partes do corpo vibrando em frequências diferentes do que estariam se estivessem completamente sadios.

Em sua tentativa de resetar e ressintonizar os órgãos afetados com a frequência da saúde, ele concebeu e desenvolveu os primeiros aparelhos radiônicos. Ao contrário do que se acredita popularmente, estes aparelhos não são emissores de energia, mas sim de informação.

Como os aparelhos radiônicos transmitiam as informações com os códigos relacionados à saúde, eles eram capazes de restabelecer o equilíbrio perdido, sobrepondo-se às frequências dos órgãos falhos. Este era o tratamento das doenças detectadas. Uma das invenções da época foi uma caixa de resistência, preta, que captava os padrões vibratórios de determinada pessoa com base numa prova, como uma amostra de cabelo, por exemplo.

A caixa preta também podia ser sintonizada para transmitir as informações de tratamento necessário para essa prova, as quais, pelo fundamento da ressonância mórfica investigada pelo biólogo Rupert Sheldrake, acabavam por se integrar na energia da pessoa dona da prova (no caso, a amostra de cabelo). Esse tipo de tratamento era chamado de *irradiação*.

Vale ressaltar que, pelo fato de estarmos falando sobre aparelhos eletroeletrônicos, a Radiônica exige o uso de energia elétrica (seja a partir de tomadas elétricas ou a partir de baterias acopladas). Isto é perceptivelmente desafiador, pois nem sempre haverá uma tomada elétrica na qual se possa conectar o aparelho, assim como pelo fato de as baterias acopladas terem cargas elétricas finitas.

Agora, reflita: como, então, no passado era possível enviar energias curativas e de equilíbrio a distância, mesmo na ausência de aparelhos eletroeletrônicos ou tomadas elétricas? A resposta está na Radiestesia de envio a distância.

Esta ciência é, quase de modo unânime, reconhecida pelas medições e codificações que ela permite, remontando a milhares de anos no tempo. Porém, o que pode ser novidade para alguns é que, quando associada a concentradores energéticos, a Radiestesia transforma-se num poderoso motor de emissão, através do qual ondas podem ser enviadas a distância.

Estes concentradores energéticos são diversos, e cada um é construído através de combinações singulares de geometrias sagradas ou formas geométricas, por exemplo. Tais combinações não são, em nenhum grau, aleatórias, muito pelo contrário: elas obedecem a particularidades associadas a cada geometria utilizada, assim como determinações radiestésicas feitas ao longo do processo. Quando todos os elementos que compõem o concentrador energético são estabilizados, ele é considerado finalizado.

Como a aparência final destes concentradores reúne elementos geométricos, eles começaram a ser usualmente conhecidos como gráficos. E, por se destinarem a práticas radiestésicas, ficaram conhecidos como gráficos radiestésicos ou gráficos radiônicos.

Esses gráficos são versáteis e possuem vastas aplicações, sendo, inclusive, capazes de transmitir informações a distância depois de ativados pela Radiestesia, a fim de reajustar a frequência do alvo intencionado (geralmente seres vivos, mas também metas, desejos, vontades ou situações desconfortáveis). Ao fazer o reajuste da frequência de tais alvos, são percebidas melhoras no bem-estar, equilíbrio geral, estado de espírito e até na saúde.

A Radiestesia de envio a distância funciona com base no princípio de que estamos todos ligados uns aos outros por um vasto campo energético que circunda o planeta. O consultante e o radiestesista têm, cada um, o seu próprio campo de energia, que pode se ligar ao de outra pessoa por meio de um pensamento. O que o instrumento radiestésico faz é, simplesmente, proporcionar um foco para o radiestesista criar uma conexão mental vibracional com o consultante, e lhe enviar energias de ajuste no que for identificado.

Desde o início da História da humanidade, se conhece aquilo que hoje chamamos de energia e que foi recebendo vários nomes diferentes pelos estudiosos e povos, como, por exemplo, prana, ki, telesma, nous, via medicatrix naturae, ignis substilissimus, quinta essência e outros nomes. Hoje também é conhecida como Ki, Chi ou Força Vital.

Sempre, ao longo da História, houve alguém que falou desta energia diferente, que superava o campo físico, e que era responsável pela vida; uma espécie de emanação, diferente da matéria, e que era absorvida pelo organismo, pelo ser humano e pelas coisas do universo. No entanto, a ciência tradicional, estabilizada e estruturada, sempre combateu e ridicularizou essas ideias e teorias.

Muitos estudiosos afirmam que o magnetismo vindo do cosmo retorna para ele, num movimento de fluxo e refluxo. Em consequência disso, acredita-se que toda doença tenha sua origem na natureza invisível do homem. Na História não tão recente, acreditava-se que o homem físico era uma emanação desses princípios invisíveis, teoria comprovada por vários pesquisadores da atualidade, como, por exemplo, Deepak Chopra, no livro *Conexão Saúde*, e Anodea Judith, no livro *Rodas da Vida*.

Dentro desse contexto, a Radiestesia de envio a distância é um dos sistemas que se encaixa perfeitamente no presente e no futuro da ciência e sua realização prática. A Radiestesia de envio a distância, ao contrário dos sistemas terapêuticos tradicionais, está cada vez mais na vanguarda do processo de transformação e evolução dos organismos vivos, já que é uma ferramenta terapêutica complementar e sem restrições quanto ao seu uso, desde que tratada com a seriedade que merece, assim como os sistemas terapêuticos tradicionais.

TODAS AS RESPOSTAS ESTÃO NA VIBRAÇÕES QUE O RODEIAM[1]

O QUE É SAÚDE?

A Organização Mundial de Saúde (OMS) diz o seguinte:

> A saúde é um estado de completo bem-estar físico, mental e social, e não consiste apenas na ausência de doença ou de enfermidade.

Essa frase está na abertura do Estatuto da OMS, que foi escrito em 1946, na cidade de Nova York. Desde então, a OMS traz o conceito de que saúde não é ausência de doença, mas um estado completo de bem-estar

---

[1] Este capítulo foi originalmente publicado no livro Código da Alma, um best-seller de Patrícia Cândido.

físico, mental, emocional, social e espiritual. É uma sensação de plenitude, quando nos sentimos plenos e felizes, e todas as nossas células vibram positivamente, gerando saúde e bem-estar.

O fato de uma pessoa estar com os exames em dia, o hemograma ótimo, o colesterol e a glicose em nível aceitável não significa que ela esteja com saúde. Muitas vezes, o exame clínico está bom, o corpo está bem, mas a pessoa está entristecida, não é feliz, sente muita raiva ou reclama de tudo. Quem tem essas características não é saudável. Essas emoções, quando vivenciadas por muito tempo, acabam por desencadear doenças bem sérias que podem levar à morte. Portanto, é muito importante prestarmos atenção e fazermos uma avaliação da nossa vida, da vida dos nossos filhos e familiares, para analisar se eles realmente estão com saúde ou só com os exames clínicos em dia.

Por exemplo, uma pessoa que tem uma saúde de ferro e pratica exercícios está com o corpo físico em dia, mas se está sempre reclamando de alguma coisa, com a cara fechada e de mau humor, será que ela é mesmo saudável? Não, não é! Porque saúde é um estado de harmonia, felicidade, bom humor e realização, então esse seria o estado ideal de saúde, e não a ausência de doença.

É muito importante compreendermos esse conceito antes de darmos início a nossa jornada de descoberta do Código da Alma. E, antes de falar de emoções e de doença física, precisamos compreender a nossa energia, porque é nela que tudo começa e se processa.

OS CHACRAS E SUA ENERGIA

Tudo o que se manifesta em nosso universo material é feito de energia em estado livre ou condensado. O que podemos tocar, como uma cadeira, um objeto qualquer ou mesmo as nossas mãos, trata-se de energia agrupada. E aquilo que não vemos, mas podemos sentir, trata-se de energia solta, dispersa e livre, como a força do vento ou a luz do sol tocando nossa pele, por exemplo.

Desde o início do pensamento humano, todos nós buscamos explicar os fenômenos da natureza e hoje tanto a física clássica quanto a física quântica concordam que tudo o que existe está em diferentes estados de energia e que somos feitos das mesmas partículas com as quais o Universo foi criado. Nesse aspecto, fomos feitos à imagem e semelhança do Criador, pois somos constituídos da mesma energia cósmica que permeia tudo o que existe.

Há mais ou menos 10 mil anos, os hindus se especializaram no estudo da energia do corpo humano, dando origem ao que hoje conhecemos como Medicina Ayurvédica. Essa denominação tem origem nos Vedas, as sagradas escrituras hindus dadas pelo Deus

Brahma aos humanos com a finalidade de que chegássemos mais rápido ao nosso estado de iluminação.

"Veda" significa conhecimento e certamente o povo hindu sempre esteve muito adiantado em seus estudos sobre a energia humana, tanto que até os dias atuais não podemos compreender como eles detinham tanto conhecimento sem os modernos equipamentos que encontramos na tecnologia de hoje.

Nessa tradição, encontra-se o estudo dos chacras, que se mantém vivo até os tempos atuais por reunir um esquema lógico de interação entre os centros de energia do nosso corpo e as sete glândulas endócrinas principais, que são capazes de secretar hormônios e diversas substâncias fundamentais para a manutenção da nossa saúde.

Nesse contexto, a palavra "chacra" significa roda ou centro energético, fluxo, redemoinho ou simplesmente roda de luz. Na Índia, a pronúncia correta é "T'chakra", mas aqui no Brasil falamos chacras.

Os chacras são rodas de energia ou vórtices de luz presentes em nosso corpo. As principais literaturas de bioenergia falam em 90 mil chacras presentes no nosso corpo, mas acredita-se que existam muito mais.

No entanto, sete desses chacras são os grandes centros gerenciadores de energia responsáveis pelos chacras menores. Eles têm a função de captar a energia do ambiente e distribuí-la de forma natural e inteligente pelas camadas de nosso corpo, até que essa energia abasteça nossas glândulas endócrinas principais e os órgãos ligados a cada uma delas.

Se recebemos e distribuímos energia de qualidade e compatível com a nossa natureza, as nossas glândulas, órgãos e tecidos são vitalizados e têm cada vez mais saúde. O contrário também é verdadeiro: se recebemos e distribuímos energia desqualificada e incompatível com a nossa "máquina" humana, nosso sistema interno sofre uma desvitalização, que resulta em doença.

Essa relação é muito simples e foi amplamente constatada na minha experiência de mais de 15 anos em consultório atendendo a milhares de pessoas. Existem energias compatíveis com nossa natureza e elas nos trazem saúde. Contudo, também há energias desqualificadas e muito incompatíveis com nosso corpo, e elas nos deixam doentes. Mas que energias são essas?

São as energias provenientes dos nossos pensamentos, sentimentos e emoções. E nós temos um sistema interno inteligente muito capaz de identificar se aquilo que pensamos e sentimos é bom ou ruim. Trata-se de algo automático e inerente à nossa natureza: sabemos que raiva nos faz mal e que amor nos faz bem. Simplesmente sabemos!

A questão é que, se alguém sente uma mágoa por anos a fio, ela se instala em seu corpo materializando-se de uma forma alheia ao seu sistema e pode se transformar em algo estranho ao nosso organismo: um cisto, um cálculo, um tumor ou alguma patologia. A mágoa não é condizente com o nosso sistema; é como colocar o combustível errado em um carro: ele não liga, não anda ou perde performance, pois não fomos feitos para sentir mágoa.

Emoções como o medo, a mágoa ou a raiva são apenas recursos de alerta, um mecanismo inteligente do nosso corpo para avisar que algo está em dissonância com a nossa essência natural, que algo não está bem. As emoções negativas podem ser utilizadas como um recurso de alerta, mas não por muito tempo, pois, se as sentimos o tempo todo, elas causam desequilíbrio em nosso sistema imunológico e então as doenças se instalam.

Podemos comparar uma emoção negativa como o medo, por exemplo, ao nosso recurso de correr. Não é porque sabemos correr, que passamos as 24 horas do dia correndo. Se fosse assim, chegaríamos à exaustão. Assim como só corremos quando é necessário, podemos utilizar essas emoções negativas como marcadores situacionais, como sinalizadores de que algo não vai bem conosco, apenas por alguns minutos até compreendermos o que está acontecendo.

A nossa natureza é o amor, a compaixão, a fé, o prazer, a alegria, o otimismo, a motivação, a harmonia, a felicidade, a gratidão, o respeito, a admiração, a devoção, o altruísmo, o contentamento e a luz. Os grandes mestres espirituais nos dizem que a nossa missão aqui na Terra é expressarmos nossa beleza e sermos muito felizes, como um gato brincando em um jardim. Então, quando vivemos na simplicidade dos bons sentimentos e pensamentos, além de conectados à natureza, temos felicidade plena.

Já se estamos mergulhados em uma vida corrida, agitada, estressada, no piloto-automático e conectados a sentimentos e pensamentos de raiva, mágoa, medo, estresse, preocupação, competição, angústia, euforia, paixões obsessivas, desejos desenfreados, ansiedade, vingança e tantos outros, sentindo-os por muito tempo, vamos nos distanciando da fonte de saúde que encontramos nos sentimentos elevados.

O homem foi feito para sentir amor: esse é o nosso maior combustível, que nos traz estabilidade e alta performance em tudo o que fazemos. O amor é o que nos traz prazer, alegria, saúde e vitalidade.

O amor rejuvenesce! E não estamos falando apenas do amor romântico, mas do amor universal presente em tudo o que é vivo. Nesse quesito, a natureza tem muito a nos ensinar.

É impossível não sentir o amor do Criador Universal ao se contemplar uma flor ou uma árvore. A beleza e o frescor de uma floresta, além da energia presente em cada elemento responsável por forjar o crescimento de uma espécie, são nítidos quando observamos a natureza. E os chacras estão presentes em cada flor, em cada árvore, em cada partícula, alimentando de energia divina tudo o que está vivo.

Aquele pássaro que canta ao amanhecer tem um chacra em sua garganta que o abastece de energia divina! A íris dos seus olhos possui chacras que os abastecem de luz para que você possa enxergar.

A Via Láctea é um chacra do nosso Universo, e o Sistema Solar é um chacra da nossa galáxia. Aquele ciclone que passa de vez em quando é o exemplo perfeito de um chacra, um vórtice de energia que está presente em todas as coisas. Costumo dizer que um ciclone ou um furacão é um chacra materializado.

Se você quer conhecer melhor o seu corpo, as suas emoções, os seus pensamentos e os seus sentimentos, enfim, quem é de verdade, precisa conhecer melhor os seus chacras.

Quando falamos do Código da Alma, essa necessidade é maior ainda, porque todas as vezes que você aplicar os exercícios deste livro estará acionando os seus chacras.

A seguir, você conhecerá os nomes e as funções dos principais chacras presentes no corpo humano, apresentados com seu nome popular, simplificado com números ordinais e também a versão original em sânscrito, para que você possa ter noção da origem desse conhecimento. Contudo, o nome não é o que mais importa, e sim os aprendizados associados.

Acho que você já percebeu que esse é um conhecimento importante, não é mesmo? Então, vamos conhecer os principais chacras humanos?

PRIMEIRO CHACRA OU *MULADHARA*

É o chacra conhecido como básico, base ou raiz e localiza-se na região do períneo, que é o espaço onde está a pele existente entre o ânus e os órgãos sexuais.

A missão desse ponto de energia é nos fazer andar sobre a Terra de forma leve, feliz e harmoniosa. É vinculado às glândulas suprarrenais e à produção de adrenalina. Quando está em equilíbrio, produz o espectro vermelho.

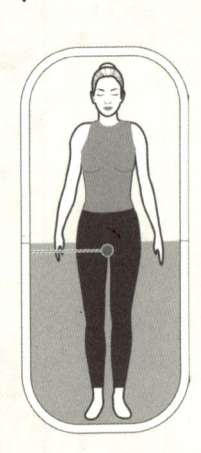

Esse chacra se desequilibra quando não conseguimos desenvolver nossa caminhada em razão de falta de estrutura, por não termos supridas as nossas necessidades básicas. Quando fica por muito tempo em desequilíbrio, podem ocorrer doenças nos ossos, no sangue, na coluna vertebral, nas pernas e nos pés. É associado ao elemento terra.

Sentimentos, pensamentos e emoções associadas ao desequilíbrio do 1º chacra: problemas familiares, excesso de responsabilidade pessoal, profissional ou familiar. Dificuldades na estrutura de vida como falta de dinheiro, emprego ou moradia. Quando as necessidades básicas não estão supridas.

Aspectos da consciência despertados quando o 1º chacra está em equilíbrio: energia de sobrevivência e bom funcionamento físico, estrutura de base, força de base, equilíbrio nas finanças, no trabalho e boa percepção de si mesmo (autoconsciência).

SEGUNDO CHACRA OU *SWADHISTANA*

É o nosso 2º chacra, conhecido como sacro ou sexual. Localiza-se sobre os órgãos sexuais. A missão desse plexo é que tenhamos sucesso e harmonia nos relacionamentos, em nossa autoestima e em sentir prazer em viver a vida.

É vinculado às glândulas sexuais, à produção de testosterona nos homens e de progesterona nas mulheres. Quando está em equilíbrio, produz o espectro da cor laranja. Esse chacra se desequilibra quando não conseguimos nos relacionar de forma harmoniosa com as outras pessoas e conosco. Quando fica por muito tempo em desequilíbrio, podem ocorrer doenças físicas na região dos órgãos sexuais e do baixo ventre. É associado ao elemento água, que representa o líquido amniótico do útero materno.

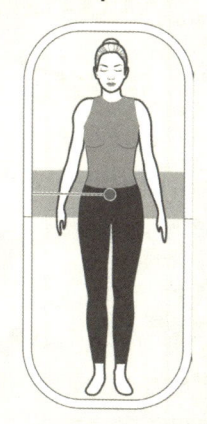

Sentimentos, pensamentos e emoções associadas ao desequilíbrio do 2º chacra: dificuldades nos relacionamentos com cônjuges, parentes, amigos e consigo mesmo. Autopodar-se de realizações na vida, falta de aceitação do corpo, baixa autoestima e dificuldade em viver os prazeres da vida.

Aspectos da consciência despertados quando o 2º chacra está em equilíbrio: equilíbrio da sexualidade, vínculos e relacionamentos. Prazer pela vida, autorrespeito, autoestima e autoconfiança.

TERCEIRO CHACRA OU *MANIPURA*

É o nosso 3º chacra, vinculando-se ao centro de energia conhecido como umbilical.

A missão do 3º chacra ou plexo solar é exercer o nosso poder pessoal na Terra de forma equilibrada, não permitindo que o ego negativo vença, mas também impedindo que exista vitimização e autopiedade.

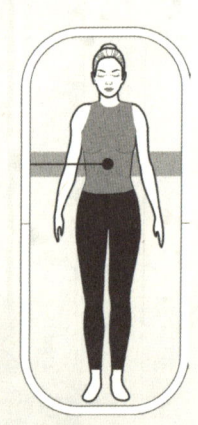

Poderíamos dizer que a missão desse chacra é contribuir para que vivamos a vida com sabedoria, trilhando o caminho do meio, através da compaixão, da tolerância e do contexto de eternidade.

O 3º chacra é vinculado aos órgãos do sistema digestivo e à produção de insulina, suco gástrico, diversos ácidos e outras substâncias estomacais. Quando está em equilíbrio, produz o espectro amarelo, a cor vinculada ao poder e à sabedoria.

Esse corpo se desequilibra quando não conseguimos exercer o nosso poder de forma harmoniosa e nos descontrolamos, produzindo raiva, medo, mágoa, ansiedade, compulsão, paixões obsessivas e tantas outras emoções negativas!

Quando fica por muito tempo em desequilíbrio, podem ocorrer doenças físicas nos órgãos vinculados à digestão: fígado, estômago, intestinos, baço e pâncreas. No desequilíbrio desse chacra, muitas vezes nos perdemos nas paixões, obsessões e desejos desenfreados. É a força mais difícil de ser equilibrada.

É associado ao fogo, que é um elemento volátil. Quando em desequilíbrio, pode tanto se apagar quanto causar um incêndio com grandes danos ao nosso corpo, mente e espírito. Se equilibrado, é como uma fogueira, capaz de nos aquecer e auxiliar no cozimento de nossos alimentos. Esse fogo representa a nossa vontade incendiada, equilibrada ou apagada.

Sentimentos, pensamentos e emoções associadas ao desequilíbrio do 3º chacra: raiva, medo, insegurança, mágoa, tristeza, remorso, arrependimento, não engolir a vida, falta de aceitação, intolerância, desejos não realizados, ansiedade, angústia, pânico, não perdoar, se vitimizar, excesso de infantilidade, falta de flexibilidade, carência afetiva, vergonha, culpa.

Aspectos da consciência despertados quando o 3º chacra está em equilíbrio: poder pessoal, alegria, autoconfiança, coragem, emoções e desejos equilibrados, tolerância, perdão, gratidão, respeito e equilíbrio de modo geral.

QUARTO CHACRA OU *ANAHATA*

É o nosso 4º chacra, conhecido como cardíaco. A missão dele é o equilíbrio entre nosso eu terreno e nosso eu divino. Vinculado ao sentimento de amor, compaixão, sabedoria, paz, equilíbrio e cura, o 4º chacra é associado aos órgãos do sistema cardíaco e respiratório e à produção de hormônios da glândula timo.

Quando está em equilíbrio, produz o espectro verde, a cor vinculada ao equilíbrio, à cura e ao amor universal.

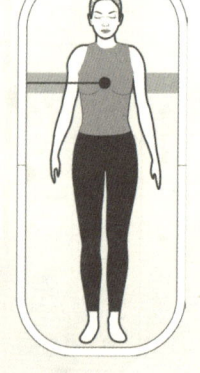

Esse chacra se desequilibra quando não conseguimos amar com equilíbrio e quando nos deixamos levar pelos apegos e pelo materialismo excessivo. Quando fica por muito tempo em desequilíbrio, podem ocorrer doenças físicas nos órgãos vinculados ao sistema cardíaco e respiratório: coração, sistema vascular e pulmões.

É associado ao elemento ar, aos pulmões, à respiração e ao coração, que revela o poder sublime do amor verdadeiro, incondicional e compassivo. Esse chacra em equilíbrio nos revela uma sensibilidade romântica, sutil e amorosa.

Sentimentos, pensamentos e emoções associadas ao desequilíbrio do 4º chacra: sentimentos reprimidos, tristeza, não achar graça na vida, materialismo excessivo, falta de compreensão, falta de sensibilidade, excesso de apego por tudo, dores de perda e abandono.

Aspectos da consciência despertados quando o 4º chacra está em equilíbrio: sentimentos nobres, altruísmo, amor romântico, amor universal e incondicional, amor por si mesmo, intuição, sabedoria, compaixão, discernimento.

QUINTO CHACRA OU *VISHUDDHA*

Conhecido como laríngeo, a missão desse chacra é a comunicação e a expressão de nosso eu divino. Ele também está vinculado à realização de projetos, metas e objetivos, ou seja, colocar em prática aquilo que se deseja. Esse chacra é associado à garganta, às glândulas tireoide e paratireoide e à produção de tiroxina, um hormônio que purifica o sangue e regula o peso do corpo físico.

Se está em equilíbrio, produz o espectro azul claro, a cor vinculada à paz celeste e à tranquilidade. Esse chacra se desequilibra quando não conseguimos expressar nossos ideais por meio da fala, dos gestos, da escrita ou das artes, ao bloquearmos nossas formas de expressão por vergonha ou timidez. Quando fica por muito tempo em desequilíbrio, podem ocorrer doenças físicas na região da garganta, dos ombros, dos braços e das mãos – que são extensões de nossa garganta.

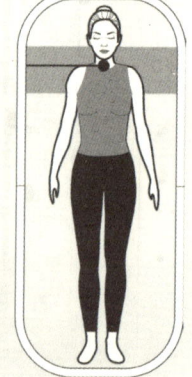

Associado ao elemento som, quando em equilíbrio, esse chacra emana para o Universo o sinal sonoro correspondente a tudo o que desejamos materializar e realizar. É a força da materialização que reside em nossa garganta (através das palavras que proferimos) e em nossas mãos (através das ações que realizamos), para captar uma energia imaterial e transformá-la em realização material.

Sentimentos, pensamentos e emoções associadas ao desequilíbrio do 5º chacra: não conseguir falar, não conseguir opinar, não conseguir verbalizar ou expressar os sentimentos, engolir os sentimentos reprimidos, não conseguir colocar em prática os projetos, procrastinar.

Aspectos da consciência despertados quando o 5º chacra está em equilíbrio: autoexpressão, criatividade, materialização de ideias, realizações, inteligência em ação.

SEXTO CHACRA OU *AJÑA*

Conhecido como frontal, a missão do 6º chacra é a sincronização de nossa mente com os ideais e os objetivos da Mente Divina para que possamos realizar, por meio de nossos pensamentos, os projetos divinos.

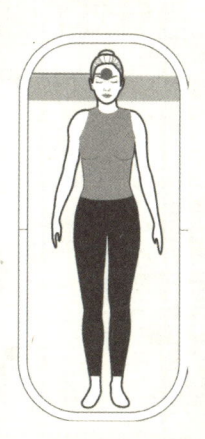

Ele está vinculado à consciência espiritual e à criação de realidades supremas. Também está ligado ao lobo frontal, aos olhos, aos ouvidos e às narinas, conectando-se ao corpo físico por meio da glândula hipófise ou pituitária. Se está em equilíbrio, produz o espectro azul índigo, a cor vinculada à consciência, à Mente Divina, ao conhecimento e ao discernimento.

O 6º chacra se desequilibra quando não conseguimos organizar os nossos pensamentos, quando há confusão mental e ideias fúteis, desconectadas da Mente do Grande Criador. Quando fica por muito tempo em desequilíbrio, podem ocorrer doenças físicas na região dos ouvidos, do nariz, dos olhos e do cérebro. É associado ao elemento luz, o que pode ocorrer em práticas muito profundas, meditativas e contemplativas. Nesse nível, a mente se torna una com a mente de Deus, e os poderes mentais adquirem aspectos divinos.

Esse é um dos chacras mais difíceis de ser equilibrado, pois o psiquismo contaminado da Terra, somado à mente agitada do homem moderno, causa bloqueios tão grandes, que dificilmente a energia cósmica consegue permear o 6º chacra livremente sem encontrar nenhum bloqueio.

Existem relatos de gurus e grandes iniciados que mencionam esse nível como o encontro com a "Mãe Divina", mas para isso são necessárias práticas avançadas de yoga, meditação e contemplação.

Sentimentos, pensamentos e emoções associadas ao desequilíbrio do 6º chacra: ceticismo, materialismo excessivo, excesso de preocupações na vida, não saber dar limites, excesso de negatividade, raiva do mundo, futilidade, dificuldade em viver a vida, excessiva visão racional e lógica de tudo.

Aspectos da consciência despertados quando o 6º chacra está em equilíbrio: responsabilidade por si mesmo, discernimento, inteligência, consciência, intuição, clarividência, cocriação do Universo.

SÉTIMO CHACRA OU *SAHASHARA*

Chamado de coronário ou da coroa, é também conhecido como chacra *akhásico*, ou seja, o chacra em que reside nosso *akasha*, a morada do espírito, onde constam nossos registros, nossas memórias, nosso inconsciente e nosso DNA espiritual.

A missão do 7º chacra é a conexão com a Fonte Divina, nosso relacionamento espiritual, com o sentimento de amor divino e a fé. Esse corpo é vinculado ao cérebro, conectando-se ao corpo físico por meio da glândula epífise ou pineal, controlando a produção das glândulas de todos os chacras antes citados.

Quando está em equilíbrio, produz o espectro violeta, branco ou dourado, cores vinculadas à Divindade. O 7º chacra desequilibra-se quando não conseguimos desenvolver a espiritualidade, quando existe ceticismo, falta de fé e de relação com o Divino. Quando fica por muito tempo em desequilíbrio, podem ocorrer doenças degenerativas do cérebro, síndrome do pânico, depressões e tendência suicida.

No momento da meditação, a energia que sobe pelos chacras chega a esse nível pouco conhecido (raros são os relatos), assume a forma da própria energia cósmica e transita livremente pelo nosso espírito, proporcionando o processo ascensional de libertação da matéria, pois há a completa compreensão e realização da missão da alma. Raros são os que já atingiram esse ápice, que normalmente se dá com gurus, santos e Grandes Mestres da Humanidade.

Sentimentos, pensamentos e emoções associadas ao desequilíbrio do 7º chacra: negligência espiritual, alienação da causa e missão pessoal, falta de fé, incredulidade, não aceitar o mundo, não se ligar a uma consciência divina, não crer em Deus, rejeitar sua origem e criação.

Aspectos da consciência despertados quando o 7º chacra está em equilíbrio: ligação com a essência da alma, vontade e propósito espiritual, missão da alma e sentido da vida.

> Cada vez que desperdiçamos a nossa energia vital em momentos de estresse, raiva, preocupação, pessimismo ou tristeza, apenas para citar alguns exemplos, nossos chacras se enfraquecem, perdem performance. Com o passar do tempo, se essa energia não é reposta ou recolocada da maneira correta, a doença se instala.

Dentro de cada um de nós existe uma força curativa que repõe toda essa energia que perdemos, basta que você abra as portas da sua vida e introduza em sua rotina alguns exercícios que vai aprender aqui. Cada momento de prática e dedicação diária é capaz de nos oferecer cura em algum nível.

Tabela 1: Chacras, suas características, classificações e relações

Chacra	Nome em sânscrito	Aspecto da consciência	Cor*	Mantra	Localização
7. Coronário	*Sahasrara*: significa lótus das mil pétalas	Ligação com a essência da alma, vontade e propósito espiritual, missão da alma, sentido da vida	Violeta	–	Alto da cabeça
6. Frontal	*Ajña*: significa centro de comando	Responsabilidade por si mesmo, discernimento, inteligência, consciência, intuição, clarividência, cocriação do Universo	Índigo	Om	Centro da testa a aproxim. 1 cm acima das sobrancelhas
5. Laríngeo	*Vishuddha*: significa o purificador	Autoexpressão, criatividade, materialização de ideias, realizações, inteligência em ação	Azul-celeste	Ham	Garganta
4. Cardíaco	*Anahata*: significa o inviolável	Amor, sentimentos, altruísmo, amor por si mesmo, intuição, sabedoria, compaixão, discernimento	Verde	Yam	Região central do peitoral
3. Umbilical	*Manipura*: significa cidade das joias	Poder pessoal, alegria, perdão, autoconfiança, coragem, emoções, desejos, equilíbrio, tolerância, gratidão, respeito	Amarelo	Ram	Estômago
2. Sacro	*Swadhistana*: significa morada do prazer	Sexualidade, relacionamentos e vínculos, prazer pela vida, autorrespeito, autoestima	Laranja	Vam	Abdômen inferior, 3 cm abaixo do umbigo
1. Básico	*Muladhara*: significa base	Energia de sobrevivência e funcionamento físico, estrutura de base, forças de base, relacionado ao dinheiro, trabalho, percepção de si mesmo	Vermelho	Lam	Base da coluna

* O chacra só vibra na cor especificada se estiver em equilíbrio, caso contrário pode vibrar em diferentes tonalidades.

Zonas do corpo correspondentes	Glândulas	Hormônios	Elemento	Nota musical	Nº de pétalas
Parte superior do cérebro	Epífise ou pineal	Serotonina	–	Si	972
Olhos, têmporas, sistema nervoso	Hipófise ou pituitária	Vasopressina	–	Lá	96
Garganta, boca, ouvidos	Tireoide e paratireoide	Tiroxina	Éter	Sol	16
Coração, sistema circulatório, sangue	Timo	Hormônio do timo	Ar	Fá	12
Fígado, baço, estômago, intestino delgado, vesícula biliar	Pâncreas	Insulina	Fogo	Mi	10
Abdômen inferior, útero, intestino grosso, sistema reprodutor	Gônadas, ovários e testículos	Testosterona e progesterona	Água	Ré	6
Rins, bexiga, reto, coluna vertebral, quadris, ossos	Suprarrenais	Adrenalina e neuroadrenalina	Terra	Dó	4

Tabela 2: Doenças/desequilíbrios x causas x chacras relacionados

Localização na aura	Localização no corpo físico	Alguns comportamentos que podem gerar desequilíbrios	Algumas doenças que os desequilíbrios podem gerar
7. Coronário	Alto da cabeça	Negligência espiritual, alienação da causa e missão pessoal, falta de fé, incredulidade, não aceitar o mundo, não se ligar a uma consciência divina, não crer em Deus, brigar com Deus, rejeitar sua origem e criação etc.	Desequilíbrio do relógio biológico e do sono. Estado de torpor constante. Estado de espírito alterado. Desarmonia nos vínculos entre corpo físico e corpos sutis. Não integração total da personalidade com a vida e os aspectos espirituais. Tumores no cérebro. Obsessões espirituais. Depressões. Mal de Alzheimer. Mal de Parkinson. Esquizofrenia. Epilepsia. Influencia a função de todos os outros chacras.
6. Frontal	Centro da testa a cerca de 1 centímetro acima das sobrancelhas	Ceticismo, materialismo excessivo, excesso de preocupações na vida, não saber dar limites na vida, excesso de negatividade, raiva do mundo, futilidade, dificuldade em viver a vida, excessiva visão racional e lógica de tudo etc.	Incapacidade de visualizar e compreender conceitos mentais. Incapacidade de pôr ideias em prática. Influencia a função de todas as outras glândulas. Dores de cabeça. Sinusite. Confusão mental. Dificuldade de concentração. Memória ruim. Otites. Hiperatividade mental.
5. Laríngeo	Garganta	Não conseguir falar, não conseguir opinar, não conseguir verbalizar ou expressar os sentimentos, "engolir" os sentimentos reprimidos, não conseguir pôr em prática os projetos etc.	Falta de criatividade para verbalizar pensamentos. Dificuldade de expressão e comunicação, principalmente em público. Asmas. Artrites. Alergias. Laringites. Dores de garganta. Problemas menstruais. Herpes e aftas na boca. Problemas de cabelo e pele. Descontrole do crescimento do corpo na infância. Bócio. Herpes. Câncer na garganta. Perda da voz. Surdez. Problemas nos dentes e gengivas.

Localização na aura	Localização no corpo físico	Alguns comportamentos que podem gerar desequilíbrios	Algumas doenças que os desequilíbrios podem gerar
4. Cardíaco	Região central do peitoral	Sentimentos reprimidos, tristeza, não achar graça da vida, materialismo excessivo, falta de compreensão, falta de sensibilidade, excesso de apego por tudo, dores de perda e abandono etc.	Infartos. Angina. Taquicardia. Paradas respiratórias. Deficiência pulmonar. Circulação precária. Baixa imunidade. Enfisema pulmonar. Câncer de mama. Lúpus. Doenças do sangue em geral. Doenças arteriais. Gripes.
3. Umbilical	Estômago	Raiva, medo, insegurança, mágoa, tristeza, remorso, arrependimento, não engolir a vida, falta de aceitação, intolerância, desejos não realizados, ansiedade, angústia, pânico, não perdoar, vitimizar-se, excesso de infantilidade, falta de flexibilidade, carência afetiva, vergonha, culpa.	Deficiência digestiva e estomacal. Úlcera. Gastrite. Oscilações de humor. Depressões. Introversão. Hábitos alimentares anormais. Instabilidade nervosa. Câncer de estômago. Desequilíbrio emocional. Inseguranças. Medos e Pânicos. Agonias. Ansiedade. Diabetes. Obesidade. Pancreatite. Hepatites. Compulsão por consumo. Hérnia de hiato.
2. Sacro	Abdômen inferior, 3 centímetros abaixo do umbigo	Dificuldades nos relacionamentos com cônjuges, parentes, amigos etc. Autopodar-se de realizações na vida, falta de aceitação do corpo, baixa autoestima, dificuldade em viver a vida etc.	Deficiências no sistema linfático. Falta de orgasmo. Incapacidade de ereção. Ejaculação precoce. Descontroles no fluxo menstrual. Acúmulo de gordura acentuado na região do quadril. Obesidade em geral. Cistos nos ovários. Infertilidade.
1. Básico	Base da coluna	Problemas familiares, excessos de responsabilidade, pessoal, profissional, familiar etc. Dificuldades na estrutura de vida, falta de dinheiro, falta de emprego.	Indisposição física. Falta de vitalidade. Dores nas juntas. Torcicolo. Nervo ciático. Desânimo de viver. Falta de entusiasmo. Falta de aterramento no plano Terra. Problemas nos ossos. Hemorroidas. Unha encravada crônica. Infecção de rins e bexiga.

Analisando os chacras, podemos perceber que cada um deles representa um "eu" separadamente, e unidos formam o ser humano integral, possuindo muitos desafios a cumprir em cada um desses aspectos.

Tudo o que acontece nesses sete centros não materiais é refletido no corpo físico. E tudo aquilo que fazemos ao nosso corpo físico é gravado nos chacras e ecoa pela eternidade.

Embora abandonemos nosso corpo físico no final de cada vida, ele deve ser honrado, cuidado e preservado, para que os corpos sutis estejam sempre saudáveis e para que a força da energia cósmica consiga fluir livremente pelos chacras com equilíbrio e propósito.

Você já deve ter sentido uma vontade incontrolável de consertar e arrumar tudo o que lhe traz insatisfação. No nosso eu interior existem portais de cura e seres de luz capazes de organizar todos os níveis e dimensões do nosso ser.

Talvez você ainda não acredite que tem todo esse poder, visto que isso não é amplamente divulgado ou que não somos educados para encontrar soluções internas, mas para buscar remédios em uma farmácia.

Porém, nós somos testemunhas, somos provas vivas de que o ser humano pode encontrar cura de forma natural e sem contraindicações, pois nós mesmos podemos transformar nossa saúde, nossos pensamentos e nossas emoções com a ajuda dos elementos da natureza, como as plantas, os cristais, as cores e os sons. Tudo isso foi desenhado pelo nosso Criador sob medida para o nosso organismo e, por essa razão, não há contraindicações nem efeitos colaterais. Mas é claro que isso não é lucrativo para o sistema que nos induz a consumir medicamentos.

A indústria dos remédios e cirurgias precisa de consumidores, e os que mais interessam são aqueles que têm doenças crônicas, pois consomem remédios com regularidade.

Claro que os medicamentos são importantes e fundamentais na nossa vida, mas não parece estranho que você tenha acesso imediato a um comprimido e que para encontrar um pé de hortelã seja tão mais difícil? Não parece uma conspiração que procura nos tornar escravos dos medicamentos?

A mídia, as propagandas e tudo o que está ao nosso redor nos induz a fazer parte do ciclo da doença, autoalimentado por nossa condição doente, que começa com uma estrutura preparada e montada como uma arapuca para nos capturar.

No livro do Código Internacional de Doenças (CID), mais de duas mil doenças novas são catalogadas a cada ano, e isso só demonstra o desequilíbrio de nossos pensamentos, sentimentos e emoções, que são portas de entrada para todo tipo de enfermidade.

Você quer continuar vivendo nessa atmosfera doente ou quer rasgar esse véu e subir alguns degraus para ter visão além do alcance? Se quiser, vamos em frente, porque você está no caminho certo!

OS MISTÉRIOS DA AURA

A aura humana é uma emanação de vibrações sutis e magnéticas produzida pelo movimento dos chacras. Todos os corpos, inclusive o físico, possuem esse campo magnético que se irradia de cada indivíduo, como os raios solares emanam do sol, produzindo luz.

A aura, embora ignorada pela maior parte das pessoas em seus estados normais de consciência, é percebida e claramente reconhecida por indivíduos que se encontram em condições adequadas de sensibilidade, chamados sensitivos ou mediúnicos. Porém, qualquer pessoa com um pouco de treino é capaz de visualizar a energia da aura, e você vai aprender várias técnicas de visualização no capítulo de exercícios e práticas do método Código da Alma.

É importante observarmos que existe uma correlação entre o estado geral de corpo-mente-alma de uma pessoa e seu corpo vibratório. Danos à alma, tensão e fraquezas físicas tornam-se perceptíveis antes mesmo de se manifestarem no corpo físico, tais como depressões, fadigas e doenças. Quem passa por qualquer situação estressante ou desagradável, terá chances de se recuperar mais rapidamente se seu campo áurico estiver fortalecido e equilibrado.

> A aura é a extensão sutil da personalidade – que tanto pode produzir quanto receber impressões e, graças a ela, travamos contatos muito diferentes dos contatos físicos. Sentimos atração ou repulsão instintiva por pessoas e ambientes, muitas vezes (aparentemente) sem razão de ser. Entretanto, a atração e a repulsão revelam uma harmonia ou uma desarmonia intrínseca entre auras diferentes.

A aura varia de muitas maneiras. Em primeiro lugar, sua área e extensão depende do desenvolvimento da alma e da mente de cada um de nós. Em indivíduos primitivos, rudes, brutos, essas forças interiores são naturalmente rústicas e rudimentares, enquanto o contrário se dá entre pessoas altamente evoluídas e inteligentes.

As características da aura variam, igualmente, segundo os nossos comportamentos – o agressivo e o requintado, o insensível e o sensível, o nervoso e o tranquilo – que manifestam auras diferentes, de acordo com seu caráter e estilo de vida.

Outro elemento que atua sobre a complexidade e diversidade da aura são as emoções, paixões, pensamentos e sentimentos, que possuem características próprias às irradiações áuricas.

A aura é também um guia infalível do nosso estado de saúde.

Nas pessoas saudáveis, a energia da aura se expande com um brilho intenso e cristalino. Já nos indivíduos doentes, as cores são apagadas e sombrias, enquanto as doenças mais graves são indicadas por manchas opacas e escuras sobre as partes afetadas.

Através do nosso comportamento, todos nós criamos a nossa própria identidade áurica, que revela nosso temperamento, disposição e estado de saúde. Tudo que é vivo na natureza produz sua própria aura.

As mais recentes pesquisas de física quântica já demonstram que tudo o que ocorre no corpo físico está relacionado ao plano energético. A aura apresenta as causas de nossas enfermidades.

Em consequência, é bastante lógico intervir preventivamente no corpo energético através das técnicas utilizadas nas terapias vibracionais. Se a doença se apoderou do corpo físico, é conveniente fazer duas intervenções simultâneas: a intervenção no corpo físico, com a medicina alopática convencional para agir mecanicamente nas partes afetadas pela doença; e a intervenção no corpo energético, com as técnicas vibracionais, a fim de eliminar a causa que está gerando a enfermidade.

É evidente que nosso caráter verdadeiro está projetado na aura; é nela que estão guardados nossos maiores segredos, aquilo que somos, intrinsecamente, e não o que parecemos ser ao olho visível. De nenhuma outra maneira podemos explicar a atração ou repulsa que sentimos tão frequentemente quando encontramos certas pessoas pela primeira vez. É a ação invisível da aura que nos alerta sobre o que o outro representa: muitas vezes uma ameaça. As pesquisas de cientistas provam, exclusivamente, que todos os corpos, animados ou inanimados, emitem uma radiação sutil. Essa emanação recebeu vários nomes ao longo da História:

A energia, seus nomes e propriedades ao longo da História

Época	Lugar/Pessoa	Nome da Energia	Propriedades Atribuídas
5000 a.C.	Índia	Prana	Fonte básica de toda a vida.
3000 a.C.	China	Ch'i, *Yin* e *Yang*	Presente em toda a matéria. Constituída por duas forças polares; o equilíbrio das duas forças polares = representa a saúde.
500 a.C.	Grécia Pitágoras	Energia vital	Percebida como um corpo luminoso que geraria a cura.
1200	Europa Paracelso	*Illiaster*	Força vital e matéria vital; cura; trabalho espiritual.
1800	Anton Mesmer	Fluido magnético	Poderia carregar objetos animados ou inanimados; hipnose; influência a distância.
	Wilhelm Von Leibnitz	Elementos Essenciais	Centros de força contendo sua própria fonte de movimento.
	Wilhelm von Reichenbach	Força ódica	Comparação com o campo magnético.
1911	Walter Kilner	Aura Atmosfera humana	Telas coloridas e filtros usados para ver as três camadas da aura; correlação entre configuração da aura e doenças.

Época	Lugar/Pessoa	Nome da Energia	Propriedades Atribuídas
1940	George de La Warr	Emanações	Desenvolveu instrumentos radiônicos para detectar a radiação de tecidos vivos; usados para diagnóstico e cura a distância.
1930-1950	Wilhelm Reich	Orgônio	Desenvolveu um tipo de psicoterapia usando a energia do orgônio no corpo humano; estudou a energia na natureza e construiu instrumentos para detectar e acumular o orgônio.
1930-1960	Harold Burr e F.S.C. Northrup	Campo da vida	O campo da vida dirige a organização de um organismo; desenvolvida a ideia de ritmos circadianos.
1950	L.J. Ravitz	Campo do pensamento	O campo do pensamento interfere no campo da vida, produzindo sintomas psicossomáticos.
1970-1989	Robert Becker	Campo eletro-magnético	Medidas diretas dos sistemas de controle de corrente ao corpo humano; relacionou resultados com a saúde e com a doença; desenvolveu métodos para apressar o desenvolvimento dos ossos usando a corrente elétrica.
1970-1980	John Pierrakos, Richard Dobrin e Bárbara Brennan	CEH	Observações clínicas relacionadas com reações emocionais; medidas tomadas em quarto escuro relacionadas com a presença humana.
1970	David Frost, Bárbara Brennan e Karen Gestla	CEH	Curvatura de laser por CEH.

77

Época	Lugar/Pessoa	Nome da Energia	Propriedades Atribuídas
1970-1990	Hiroshi Motoyama	Ch'i	Medições elétricas de meridianos acupunturais; usadas para o tratamento acupuntural; usadas para o tratamento e o diagnóstico de doenças.
1970-1990	Victor Inyushin	Bioplasma	CEH tem um bioplasma constituído de íons livres; quinto estado da matéria; equilíbrio entre íons positivos e negativos representa a saúde.
1970-1990	Valerie Hunt	Biocampo	A frequência e a localização do biocampo em seres humanos são medidas eletronicamente; resultados relacionados com os de pessoas que leem a aura.
1970-1990	Andria Puharich	Campo intensificador da vida	Os campos magnéticos alternados que aumentam a vida são medidos (8 Hz) em mãos de curadores; descobriu-se que as frequências mais elevadas ou mais baixas são prejudiciais à vida.
1980-1990	Robert Beck	Ondas de Schumann	Relacionou pulsações magnéticas de curadores com o campo magnético da Terra.
1980-1990	John Zimmerman	Ondas cerebrais	Mostrou que os cérebros dos curadores entram em sincronização esquerda/direita em alfa, como fazem os pacientes.

O especialista londrino em Medicina Elétrica, dr. Walter J. Kilner, por meio de um cristal denominado tela Kilner, observou o fato curioso de que uma forte aura positiva reage na presença de uma aura fraca de tipo negativo da mesma forma que uma pilha perde carga quando ligada a outras pilhas descarregadas. Por outro lado, a aura fraca, que é um sinal de vitalidade reduzida, atua como uma esponja psíquica ou "vampiro" sobre as demais auras que a rodeiam, absorvendo suas energias.

A experiência do dr. Kilner demonstra claramente o que acontece quando, motivados e alegres, nos aproximamos de alguém que está triste, cabisbaixo, infeliz e reclamando da vida: a tendência dos corpos é a compensação e o equilíbrio, e a pessoa que está distante de sua natureza e atravessando períodos difíceis suga completamente a energia de quem se encontra feliz e com alto astral.

AS CAMADAS DO CAMPO ÁURICO

Quase todos os pesquisadores concordam que existem sete camadas em nosso campo áurico, todas distintas e com características próprias. As camadas ímpares possuem uma estrutura mais definida, e as pares são menos estruturadas, mais fluidas e se apresentam em constante movimento.

Todas as camadas se interpenetram: a sétima penetra até o corpo físico, a sexta invade as cinco inferiores e também a física e assim sucessivamente até chegar a primeira camada, que é a mais próxima do corpo físico.

Cada camada da aura está associada a um dos sete chacras principais e suas glândulas correspondentes, sendo as três primeiras camadas associadas à energia do mundo físico. Já a quarta camada é neutra, pois nos liga às três camadas superiores, que metabolizam as energias relacionadas ao plano espiritual.

A cada camada da aura foi dado um nome, que revela a sua função. Obviamente o comprimento das camadas, também chamadas de corpos sutis, não é fixo e varia no mesmo indivíduo em razão do que ele está vivendo. Ou seja, se uma pessoa se encontra em um estado de profunda meditação, a aura se apresentará muito mais extensa e as cores serão muito mais vivas e brilhantes; se a pessoa está em um momento de tensão e estresse, as camadas apresentam-se mais retraídas e com cores opacas e disformes.

A seguir, vamos conhecer cada um dos corpos sutis ou camadas, suas características, as medidas que normalmente são vistas pelos pesquisadores quando apresentamos um estado de equilíbrio e ainda as cores associadas:

Corpo Etérico (0,5 a 5 cm)

Interpenetra o corpo físico, e é parte dele. Essa camada, também conhecida como ectoplasma, vitaliza e sustenta o corpo físico até a morte. Contém a energia dos tecidos, glândulas e órgãos, e expande-se ou retrai-se de acordo com o funcionamento desses. Está vinculado ao 1° chacra e às glândulas suprarrenais, e vibra na cor vermelha. Está associado ao funcionamento físico, à sensação física, ao funcionamento automático e autônomo do corpo, à estrutura, à base e à raiz.

Corpo Emocional (2,5 a 7,5 cm)

Interpenetrando o corpo etérico, encontramos o corpo emocional, veículo das emoções, desejos e paixões. São especialmente as irradiações brilhantes e mutáveis desse corpo, constituído de nuvens coloridas, em contínuo movimento de aparência oval, que os videntes descrevem quando observam a aura. Está associado ao segundo chacra e aos órgãos sexuais, vibrando na cor laranja. É o centro da sexualidade, intimidade, prazeres, autoestima, sentimentos e relacionamentos.

Corpo Mental (7,5 a 20 cm)

É o veículo do pensamento, apresenta uma estrutura mais sutil e menos definida, e contém nossos processos mentais, ideias relacionadas ao mundo material. Geralmente surge na forma de uma auréola dourada. O corpo mental está associado ao terceiro chacra e ao pâncreas, vibrando na cor amarela. É o centro dos desejos, emoções, paixões, poder pessoal e alegria.

Corpo Astral (15 a 30 cm)

Composto por nuvens multicoloridas advindas das percepções e emoções extrassensoriais, o corpo astral está associado ao quarto chacra e à glândula timo, vibrando na cor verde. Está ligado ao amor universal, a apegos e à somatização de emoções.

Corpo Etérico Padrão (45 a 60 cm)

Campo de energia estruturado sobre o qual cresce o corpo físico. Está associado ao quinto chacra e à tireoide, vibrando na cor azul-celeste. Está ligado à criatividade da palavra falada e à capacidade de verbalizar pensamentos e realizar projetos.

Corpo Celestial (70 a 90 cm)

É o nível emocional do plano superior através do qual experimentamos o êxtase espiritual; é o plano de identificação com Deus, composto por pontos de luz. Está associado ao sexto chacra e à hipófise, vibrando na cor azul índigo. Está ligado à inteligência, à consciência, ao amor celestial e à união da mente humana com a mente divina.

Corpo Causal (75 a 100 cm)

Contém as impressões de vivências passadas. É o nível mais forte e elástico do campo áurico, e contém a corrente principal de força que se desloca ao longo da coluna vertebral. Nas três últimas camadas, em pessoas devotas, meditativas e caridosas, a aura espiritual é muito pronunciada e bela. Já em indivíduos brutos e animalizados não há vestígios dela. Está associado ao sétimo chacra e à glândula pineal, vibrando na cor violeta. Representa a integração física e espiritual e a conexão com o Divino.

AS CORES DA AURA E SUA INTERPRETAÇÃO

Com muito treino, é possível visualizar a aura externa e suas camadas irradiadas pela nossa pele através dos chacras, como um resultado do metabolismo celular, e também a aura interna, na qual observamos pontos de luz também provenientes de nosso metabolismo celular.

Na aura interna, é comum observarmos apenas os pontos de oscilações, que são pontos coloridos que indicam os locais do corpo fragilizados naquele momento. Se observarmos pontos vermelhos, por exemplo, isso indica que a região onde se encontram apresenta alguma infecção. Se o vermelho for muito intenso, significa que a infecção é grave, podendo ser diagnosticado até mesmo um câncer maligno. Quanto mais clara se apresenta a cor, menor é a gravidade do problema.

Se os pontos estiverem espalhados, descontínuos, significa que se trata de um início de inflamação. Se os pontos de oscilações se apresentarem com cores claras, significa que ali há uma concentração ou falta de energia e que aquele ponto estará mais vulnerável à penetração de algum tipo de doença, por germes ou energias negativas. Os pontos de oscilações aparecem apenas nos órgãos comprometidos, sempre como parte da aura interna.

Esta é uma forma de verificar a propensão a doenças na parte física. As doenças da parte psíquica também são diagnosticadas por meio das oscilações, mas elas se apresentarão de cor azulada. Geralmente aparecerão nos chacras, em especial no plexo solar. Nesse caso, indica que a pessoa está abalada psicologicamente. Se as oscilações se apresentarem no chacra laríngeo, por exemplo, é provável que existam problemas na garganta ou nessa região, derivados do sistema emocional.

A aura externa possui de 2 a 25 centímetros de espessura e contorna nosso corpo. Quanto à coloração da aura externa, podemos verificar que as pessoas apresentam auras de cores variadas, sendo as mais comuns: dourada, azul, violeta, lilás e prateada. As cores mais claras indicam estabilidade emocional e equilíbrio.

Se a cor for escura, sinaliza que o estado emocional e psicológico está muito alterado e as energias, desequilibradas, o que deixa a pessoa suscetível a captar vibrações negativas ou desenvolver doenças físicas. A pessoa pode se apresentar depressiva, pessimista ou doente.

Dentro desse grupo de cores mais comuns, que mostram pessoas que já têm faculdades mentais ativas, faltando apenas aprimorar-se, há interpretações um pouco diferentes.

O dourado está associado à evolução e ao alto grau de espiritualidade. O azul-celeste significa estado emocional equilibrado e uma sorte muito grande, que deve ser aproveitada. O violeta está associado às realizações, aos movimentos, uma pessoa com faculdade mental já avançada, e que com pouco exercício conseguirá resultados surpreendentes. O lilás tem praticamente o mesmo significado do violeta, sendo pessoas que buscam um crescimento interior e têm um grau avançado de espiritualidade.

Normalmente a aura apresenta a cor prateada envolvendo sua camada mais externa. Essa cor indica o estado de evolução espiritual da pessoa, que pode ser maior conforme o grau de desenvolvimento. Uma pessoa que apresenta a aura totalmente prateada tem alto grau de mediunidade, sensibilidade, energia muito forte e espiritualidade.

Se o contorno prateado quase fecha totalmente a aura, faltando apenas alguns pontos, indica que a pessoa está próxima de alcançar seu desenvolvimento espiritual.

O QUE A COR PREDOMINANTE DA SUA AURA EXTERNA DIZ SOBRE VOCÊ?

Aura Violeta

Pessoas com a aura desta cor têm a espiritualidade bem desenvolvida, inspirações criativas e a capacidade de transformar os sofrimentos pessoais em fatores positivos para o próprio destino. Violeta é a cor do espectro mais próxima do equilíbrio psíquico, emocional e espiritual em vigor no planeta neste momento.

Aura Azul Índigo

A aguda perspicácia intelectual é um dos aspectos mais gratificantes das pessoas que possuem a aura desta cor. São brilhantes e inquiridoras, com uma inteligência que vai muito além dos conceitos mais tradicionais.

Aura Azul-Celeste

Capacidade de curar por meio das próprias energias mentais e espirituais. Age sobre os outros de modo agradável e calmante. Possui altos ideais de vida e é sincera. O azul-celeste personifica as características do cuidado e do carinho. É a cor da aura que mais se preocupa em ajudar os outros.

Aura Verde

Autoconfiança, capacidade de resolver problemas e de perdoar. Pessoa que ama a paz, a sensibilidade. É organizado, planejador e estrategista.

Aura Amarela

Capacidade de dar e receber e de ter esperança. A saúde e a família desempenham um papel importante para essa pessoa, que tem o dom de trabalhar em grupo harmoniosamente. O amarelo é uma das cores cinestésicas do espectro; isso significa que uma pessoa com a aura desta cor tem uma reação física antes de ter uma resposta emocional ou intelectual. Quando ela entra numa sala cheia de gente, sabe de imediato se quer permanecer ou não.

Aura Laranja

São pessoas destemidas, poderosas e descuidadas com a própria segurança pessoal por conta da sua agressividade. Sua busca espiritual é, na verdade, a busca de um sentido de vida além de si mesmo.

Aura Vermelha

Essa pessoa dá ênfase ao modo de vida material. Alcança o sucesso por sua total dedicação pessoal. Tem a saúde física estável e tendência à irritabilidade quando contrariada.

Aura Dourada

Quem tem a aura desta cor, adora saber como e por que as coisas funcionam, e lança mão de uma paciência infinita. A espiritualidade, para a pessoa de aura dourada, é o estudo da ordem superior do universo e das leis e princípios que o governam. Ela quer entender a organização mental, as leis ou as probabilidades que geraram a ordem no interior do caos espiritual.

Aura Prateada

Pessoas com essa cor de aura são curandeiros, médiuns natos. Utilizam energia para transformar luz em raios que curam. O seu maior desafio é aprender a se conhecer e descobrir seus dons especiais.

Nos quadros a seguir, você terá mais detalhes da personalidade segundo a cor predominante na aura:

Cor da Aura	Físico 1º chacra	Relações 2º chacra	Financeiro 3º chacra	Profissional 3º chacra	Emocional 4º chacra	Liderança 5º chacra	Mental 6º chacra	Espiritual 7º chacra
Violeta	Criativo ao extremo. Não se interessa pela aplicação da ideia, mas pela inspiração que a trouxe. Capta, mas não realiza.	Sobriedade e distância. Arredio e antissocial. Gosta de conversas intensas, sem papo furado.	Ganha dinheiro com pouco esforço. Alquimia material. Pensar é trabalhar.	Pluralidade de talentos e clareza de ações. Consultoria, publicidade, antropologia, economia, projetos.	Profundidade e necessidade de controle. Exteriormente pode parecer frio, mas internamente arde de paixão.	Líder nato. Manipulação consciente. Autocrático e ditatorial. Egoísta.	Muito inteligente. Pesquisa e acúmulo de informações. Teórico e hipotético.	Visionário, facilidade de comunicação com Deus. O Espiritual é uma roda de crescimento.
Azul índigo	Sensibilidade supranormal. Registra dados físicos, mentais e emocionais numa frequência muito elevada. Sistema nervoso muito sensível a barulho, agitação.	Recusa aos padrões. Sempre diz a verdade. Desconhece a palavra culpa. Resiste a tudo o que pode manipulá-lo.	É tenaz em suas decisões e projetos, mas só faz os trabalhos em que acredita e isso nem sempre traz lucro, como por exemplo o trabalho em ONGs.	Trabalhos manuais, ciências e artes. Trabalham duro quando acreditam. Terapeuta holístico, Assistente social, cristais e esoterismo.	Autenticidade e autoconsciência. Precoce. Muita imaginação e atitudes criativas. Sabe exatamente o que quer.	Exercício da vontade individual. Analítico. Afasta-se dos que podem manipulá-lo. Lidera fazendo com que repensem as atitudes.	Superdotação consciente. Perspicácia intelectual. Inteligência intuitiva acima dos padrões normais. Parece que nasceu sabendo.	Sente a natureza da divindade em si. Não necessita de uma religião, pois seu próprio interior lhe traz equilíbrio.

Cor da Aura	Físico 1º chacra	Relações 2º chacra	Financeiro 3º chacra	Profissional 3º chacra	Emocional 4º chacra	Liderança 5º chacra	Mental 6º chacra	Espiritual 7º chacra
Azul-Celeste	Gosto pelo conforto.	Afetivo, adora gente e ajudar o próximo. Tradicional. Gosta de feriados com a família.	É emocional no que diz respeito às questões financeiras. Dinheiro é algo estúpido.	Servir para vencer. São excelentes médicos, terapeutas, psiquiatras, enfermeiros.	Intenso. Expressão dos sentimentos. O estado emocional define suas atitudes e decisões.	Poder consensual. Mediador, democrático. Interage com o grupo que lidera.	Intuitivo, Preocupação em ajudar o próximo. Visão subjetiva do mundo.	Vê Deus como a personificação do Amor. Deseja uma relação profunda com Deus.
Verde	Senso logístico, organização e estratégia.	Observação e interação diplomática.	Habilidoso materialmente, ganha dinheiro com facilidade.	Estratégico, planejador e criativo. Arquitetura, Diplomacia e Política.	Controlador, criativo e imaginativo. Processa as emoções.	Liderança intelectual. Distribui ideias e informações	Mente produtiva, intelectualmente intenso.	A busca pelo lado mental e arquitetônico de Deus. Precisa compreender o ideal do Divino.
Amarelo	Primeiramente sente uma reação bioquímica, depois emocional. Cinestésico.	Amável, afetivo, aberto, divertido. Adora gente, ar livre, parques, piquenique.	Irresponsável com as finanças. Possui uma relação infantilizada com o dinheiro.	Corre riscos. Aventureiro. Esportes radicais, policial, vendedor, delegado de polícia.	Afetuoso, divertido, alegre, confiável e ingênuo.	Lidera através da alegria, da motivação e do otimismo.	Brilhante, criativo e inquieto.	Deus, para ele, é hormonal. A adrenalina lhe comprova a existência de Deus.

Cor da Aura	Físico 1º chacra	Relações 2º chacra	Financeiro 3º chacra	Profissional 3º chacra	Emocional 4º chacra	Liderança 5º chacra	Mental 6º chacra	Espiritual 7º chacra
Laranja	Autoestima alta, egocentrismo, astúcia. Aventureiro, só se sente vivo quando está em risco.	É belo e atraente, não encontrando dificuldades para encontrar parceiros.	O dinheiro não tem importância para ele, mas sempre prefere os mais sofisticados equipamentos em suas aventuras.	Prefere atividades em que não tenha que abrir mão de sua liberdade. Esquadrão de bombas, homem-rã.	Corajoso, astuto e narcisista. Porém não corre riscos para satisfazer aos outros, mas a si mesmo.	É respeitado e reverenciado pela sua coragem e atos heroicos. Dublê, motocross e alpinismo.	É pura ação, gosta de desafios, desconhece a palavra medo. Ama correr riscos.	Seu maior desafio é enfrentar seu eu interior. É o único risco que ele não está disposto a correr. Falta-lhe coragem.
Vermelho	Completamente físico, precisa dos cinco sentidos para detectar se algo é real. Prefere atividades de muito esforço físico.	Tem dificuldades em se comunicar. É franco demais e isso lhe traz problemas nas relações. Tende a ficar de lado em festas e reuniões.	Irresponsável. Vive o agora e não se preocupa com o futuro.	Adora trabalhos físicos, braçais, pesados, que lhe tragam cansaço físico. Fisiculturismo, triatlo.	Franco, direto, prático. Otimista, instintivo e fisicamente muito forte, vê o sexo apenas como uma ferramenta que lhe dá prazer, nunca como algo sujo.	Dificuldades em liderar qualquer grupo. Sempre conflita com outros indivíduos.	Sedutor, aterrado. Lida somente com fatos tangíveis e reais. Não suporta abstrações. Senso prático.	Necessita de rituais de celebração com simbolismos para sentir a presença de Deus. Exemplo: o ritual da fertilidade Wicca.

Cor da Aura	Físico 1º chacra	Relações 2º chacra	Financeiro 3º chacra	Profissional 3º chacra	Emocional 4º chacra	Liderança 5º chacra	Mental 6º chacra	Espiritual 7º chacra
Dourada	Forma a ideia e depois sente. Inicialmente usa o mental para depois usar sensações físicas ou emocionais.	Introspecção analítica. Todas as situações sociais precisam ter um propósito. Relaxar é perder tempo.	Busca pela segurança. Seu emocional está vinculado ao dinheiro. Tem pânico de miséria. A falta de dinheiro o descontrola emocionalmente.	É mental e lógico. Tem grande sucesso em contabilidade, direito, informática, engenharia, funcionalismo público e radiologia.	Defesa e retração. Quer entender os sentimentos de maneira lógica, havendo necessidade de controlá-los.	Capacidade de coordenação. Raciocina em equipe, mas reserva-se o direito da decisão final.	Senso de logística e ordenação. Necessidade de controlar sua intuição, seus sentimentos e emoções. Tem medo de soltar-se e ir rumo ao desconhecido.	Deus enquanto princípio ordenador do universo. Deus significa hierarquia, respeito.
Prateada	É surreal. Para ele, é doloroso lidar com o mundo físico. Gostaria de viver num mundo de contos de fadas.	Deslocamento e vulnerabilidade. Tímido e inseguro. Reservado. Por ser sisudo, pode parecer antipático e afastar as pessoas.	Administra com disciplina seus recursos financeiros. É sensato e seguro ao lidar com dinheiro. É responsável e cauteloso.	Gosta de servir e trabalhar com cura. Geralmente trabalha sozinho e precisa de estrutura, tranquilidade e rotina. Enfermagem e Medicina.	Mimetismo e retraimento. Camufla-se absorvendo as cores dos outros indivíduos. É altamente sugestionável e adquire características dos outros.	Pouco poder pessoal. Sua liderança está na capacidade de curar, pela qual é muito respeitado.	Intuição introspectiva. É brilhante, ágil e estimulante. É um curandeiro natural, possui mediunidade.	Sente-se o tempo todo como um canal de energia de cura cósmica, um elo entre Deus e o homem. Entende o carma e sabe que a vida de hoje é somente mais um capítulo.

Ao observar as características de cada cor de aura, podemos constatar que o resultado que encontramos no campo áurico de uma pessoa é simplesmente um conjunto de todos os seus pensamentos, sentimentos e emoções, que podem ser de natureza inferior ou superior. Assim, a espessura da aura é proporcional às nossas atitudes e reações.

Quando estamos alinhados aos sentimentos, pensamentos e emoções condizentes com a nossa natureza, como o amor, a compaixão, a cordialidade, a alegria, a criatividade e a harmonia, esse comportamento se converte em luz, somando-se à luz do corpo espiritual. Quando, ao contrário, os pensamentos e atos não são condizentes com a nossa natureza, como a raiva, a mágoa, a tristeza, o medo e o estresse, eles se convertem em nuvens opacas do corpo espiritual.

Externamente, quando somos gratos e praticamos o bem, os pensamentos de gratidão das pessoas beneficiadas também se convertem em luz e nos são direcionados, transmitidos por meio do fio espiritual, aumentando a qualidade da nossa energia. Quando, ao contrário, a pessoa recebe transmissões de pensamentos de vingança, ódio, ciúme ou inveja, suas nuvens opacas e densas aumentam.

Por isso, é preciso praticar o bem e proporcionar alegria aos outros, evitando provocar pensamentos de vingança, ódio ou ciúmes. Também é indispensável utilizar técnicas de proteção energética diariamente para que nossa aura se mantenha saudável e harmônica.

A prática de ações e sentimentos inferiores (seja para terceiros ou para nós mesmos) leva ao desequilíbrio e à doença, ao passo que a prática do bem traz saúde, paz, jovialidade e engrandecimento espiritual.

Lembre-se sempre de que não é preciso ser médium, vidente, sensitivo ou ter poderes especiais para visualizar a aura. Treine, pratique e persista, que o resultado virá.

PARTE 2

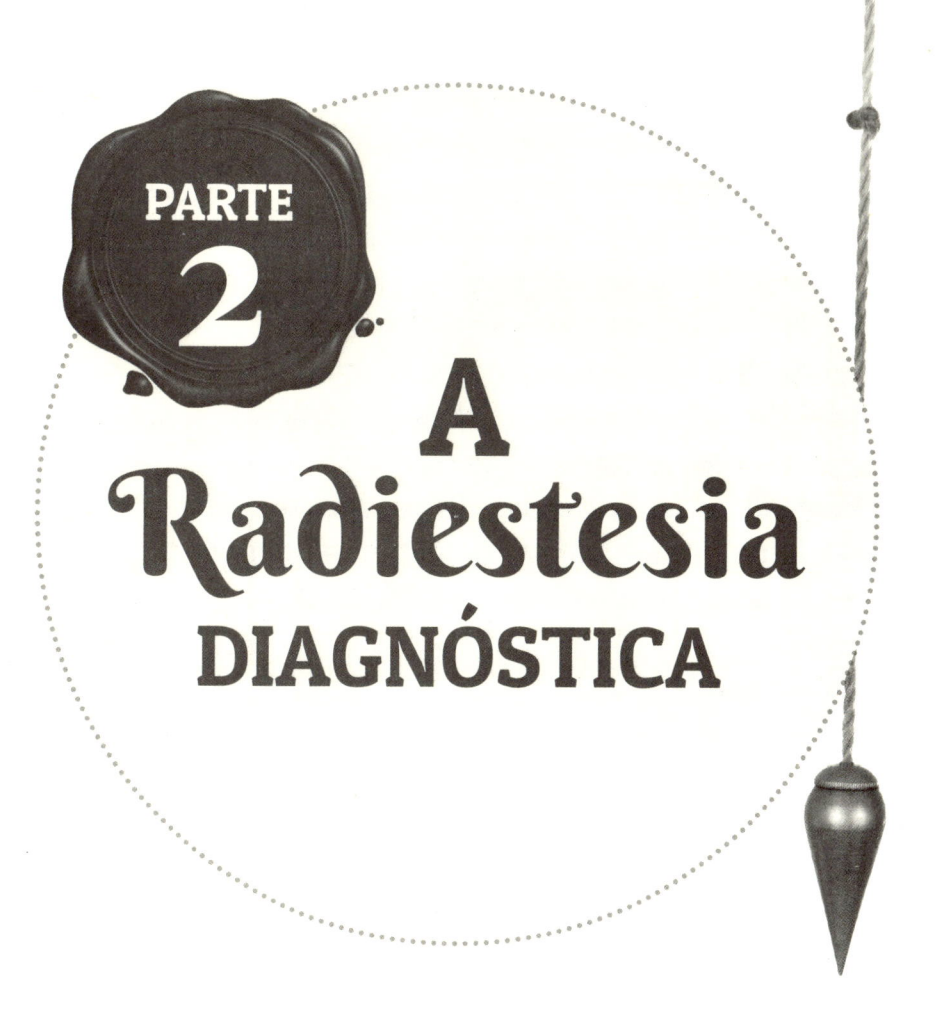

A Radiestesia
DIAGNÓSTICA

Bruno Gimenes • Patrícia Cândido • Luiz Mourão

As vibrações que nos rodeiam possuem inúmeras características diferentes e podem ser provenientes das fontes mais variadas. Por exemplo, de origem física, mental, emocional, espiritual, telúrica, eletromagnética, geobiológica e muitos outros tipos.

Com a Radiestesia diagnóstica, que consiste em análise e medição, podemos rastrear e identificar as vibrações que influenciam nossa saúde e nossa mente, nosso comportamento, nossas emoções e os ambientes.

Nesse trabalho, os gráficos de análise e medição são nossos grandes aliados para identificar e reduzir possibilidades. Desde os gráficos de análise para saúde, que auxiliam na identificação de alergias e ondas nocivas, ou gráficos para analisar possibilidades e escolher a data mais adequada para um evento, com a utilização dessas incríveis ferramentas, facilitamos o nosso processo decisório, tornando-o mais prático e efetivo.

A seguir, apresentamos as etapas de preparação para a prática da Radiestesia, bem como alguns exercícios selecionados para que você possa treinar e se aprimorar.

RADIESTESIA NA PRÁTICA

Para operar com a Radiestesia pela primeira vez, são necessários os seguintes passos:

1. Escolha do local adequado

2. Proteção pessoal

3. Ajuste da sua postura

4. Orientação geográfica do radiestesista

5. Aprendendo a segurar o pêndulo

6. Como programar seu pêndulo

7. Os movimentos do pêndulo

8. Hora de praticar

9. Conselhos dos professores

Agora, vamos explicar cada um desses tópicos. Vamos juntos?

RECOMENDAÇÕES PARA A BOA PRÁTICA DA RADIESTESIA DIAGNÓSTICA

1. ESCOLHA DO LOCAL ADEQUADO

- Certifique-se de que não há fontes geradoras de radiações eletromagnéticas nocivas, como eletroeletrônicos em geral (incluindo o celular).

- Antes de iniciar o uso da Radiestesia, tenha sempre à mão papel e caneta para fazer anotações.

- Procure ter uma mesa adequada para o trabalho com Radiestesia e Radiônica, sem adereços, enfeites e outros objetos. Todo objeto que não estiver envolvido na prática pode gerar uma onda artificial e atrapalhar os resultados. Principalmente nos trabalhos de medição, evite usar adereços como brincos, anéis, relógios, colares, piercings etc., para evitar influências intrusas em suas práticas.

- Não se deve praticar Radiestesia no meio de incrédulos ou gozadores, pois os pensamentos antagonistas dessas pessoas são energias que vão atrapalhar seu trabalho. Seja discreto em suas práticas.

2. PROTEÇÃO PESSOAL

- Faça uma oração pessoal, peça para ser um bom canal, realize a limpeza energética do ambiente e faça as devidas proteções.

- Proteja-se mentalmente, imaginando-se dentro de um cilindro de luz que envolve o seu corpo e o pêndulo. Visualize, sinta ou imagine que o campo de medida ou uso do pêndulo está protegido.

3. AJUSTE DA SUA POSTURA

- Não é aconselhável praticar Radiestesia quando o radiestesista estiver sob o efeito de medicamentos calmantes, álcool ou drogas.

- Sente-se confortavelmente, com uma postura correta.

- Relaxe os músculos lombares, o pescoço e os braços.

- Faça suaves e profundas respirações.

- A cada ciclo respiratório, preencha o máximo que puder os seus pulmões de ar. Ao expirar, esvazie o máximo que puder.

- Faça esse ciclo por no mínimo 10 vezes.

- Quanto mais a sua mente estiver relaxada e concentrada no foco da medição, maior será a confiabilidade nas captações de energia.

- Os braços e pernas do radiestesista e do consultante devem estar descruzados durante todo o trabalho.

- Sempre que possível, no momento da sua medição, use roupas brancas ou claras. O branco traz ausência de estímulo e ajuda a neutralizar o campo de energia do radiestesista, aumentando a neutralidade e assertividade da medição.

4. ORIENTAÇÃO GEOGRÁFICA DO RADIESTESISTA

- Sempre que possível, sente-se de costas para o norte; isso intensifica as capacidades do radiestesista e impede que frequências intrusas prejudiquem suas práticas.

5. APRENDENDO A SEGURAR O PÊNDULO

- Segure o pêndulo com os dedos polegar e indicador, sem apertar demais, formando um movimento de pinça. Esses dois dedos têm polaridades opostas, criando um ponto neutro no toque do cordão.

- Use sempre o pêndulo na sua mão dominante. Conheça o pêndulo, determine e marque o comprimento ideal do cordão, que pode ser feito com um nó de marcação.

- Use a mão oposta ao pêndulo como antena.

Bruno Gimenes • **Patrícia Cândido** • **Luiz Mourão**

Como segurar o pêndulo corretamente

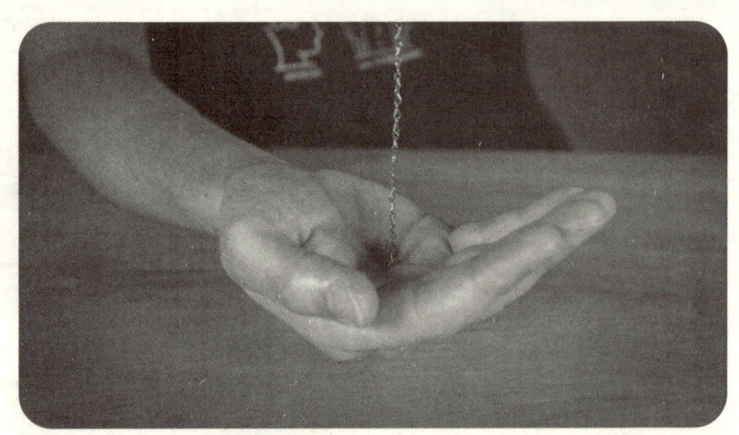

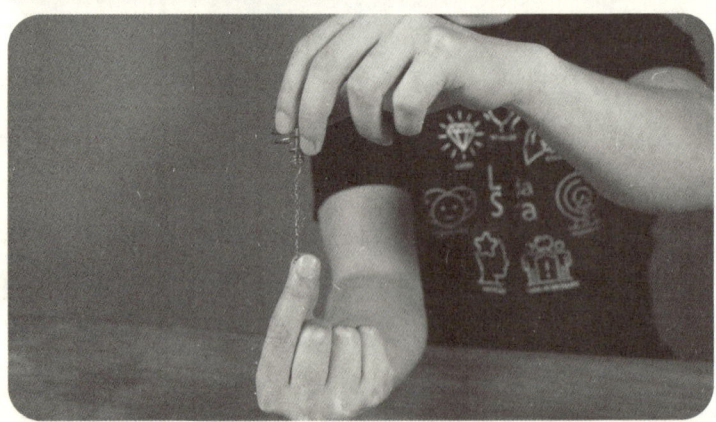

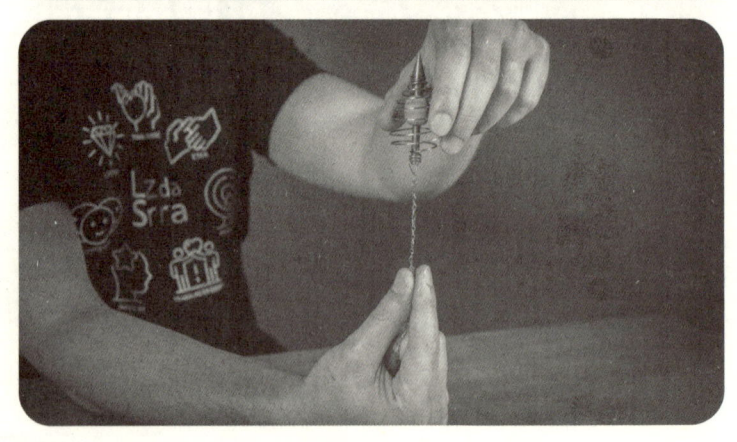

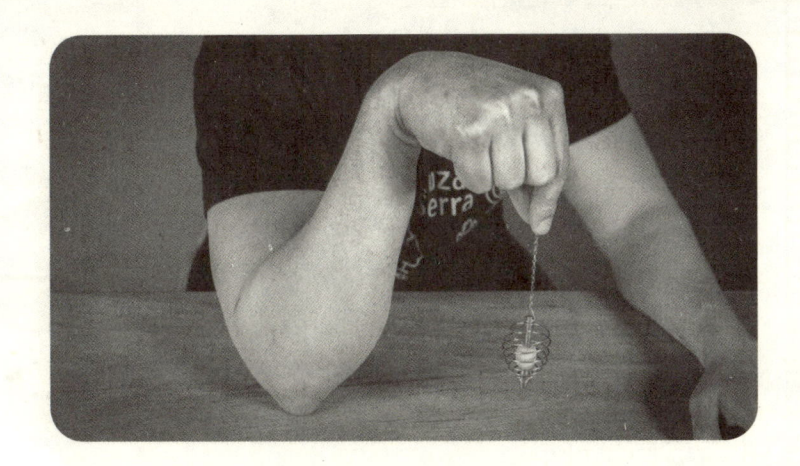

- Braço, ombro, cotovelo e pulso devem estar livres de tensões. O corpo todo deve estar relaxado e calmo. A tensão física interfere sensivelmente nos resultados, já que o aparelho radiestésico é a extensão do seu sistema neuromuscular. Estresse, preocupação, pressa e agitação mental são inimigos diretos do radiestesista.

Como determinar o tamanho correto do fio do pêndulo

- Posicione sobre uma mesa uma pirâmide pequena (Queops) com uma das faces orientada para o norte.

- Sobre o ápice da pirâmide, a uns 5 cm de distância, segure o pêndulo com um comprimento de fio bem reduzido (de 2 a 3 cm). Caso não tenha a pirâmide, solte a corda até que ela fique do comprimento do seu dedo indicador, que normalmente é a melhor medida para cada radiestesista.

- Solte o fio vagarosamente, até que o pêndulo comece a produzir movimentos giratórios no sentido horário.

- O ponto em que o pêndulo atingir a maior intensidade de giro indica ser o adequado para a frequência do radiestesista.

- Cada pessoa tem por característica um tamanho de fio específico, que pode se alterar em determinados intervalos de tempo.

- Você poderá ajustar o tamanho do fio também de acordo com o objeto ou pessoa a ser estudada, somente mudando o foco do objeto de medida e fazendo o mesmo exercício de soltar o fio até encontrar o ponto ideal. Essa prática aumenta consideravelmente a sensibilidade e a precisão das medições, sendo um grande diferencial na Radiestesia.

6. COMO PROGRAMAR SEU PÊNDULO

Programar o pêndulo é necessário para que ele responda aos comandos de SIM, NÃO e NEUTRO. É como adestrá-lo para as medições que você vai realizar.

- Pegue o cordão do pêndulo e vá soltando até uma distância que gere um leve movimento. Deixe o braço e a mão soltos, em relaxamento total. Inicialmente esse deve ser o comprimento utilizado.

- Coloque o pêndulo na zona neutra da placa de polaridade, a aproximadamente 5 cm de distância dela.

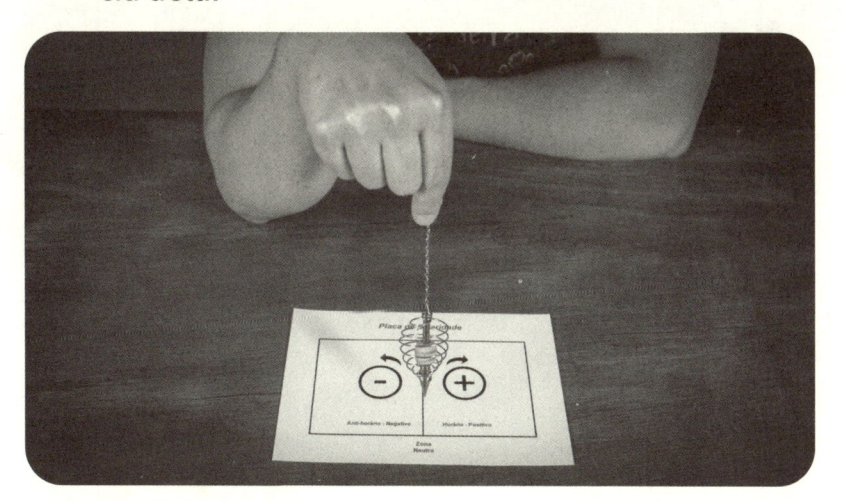

- Aguarde o pêndulo fazer o movimento no sentido vertical ⇅. Faça a afirmação que se refere à neutralidade, dúvida ou estágio de captação das respostas.

🪶 Leve o pêndulo para a zona positiva e aguarde que o pêndulo faça o movimento no sentido horário ↻. Faça a afirmação que se refere às respostas positivas ou de confirmação.

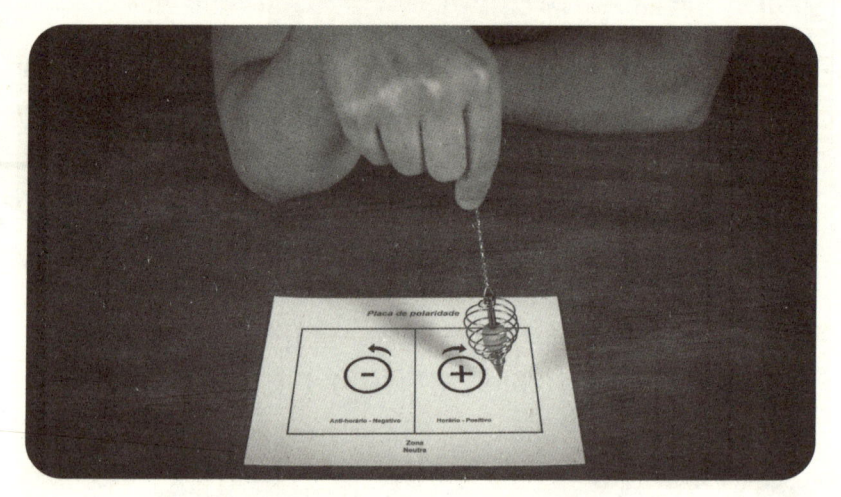

🪶 Leve o pêndulo para a zona negativa, e aguarde que o pêndulo faça o movimento no sentido anti-horário ↺. Faça a afirmação que se refere às respostas negativas ou de negação.

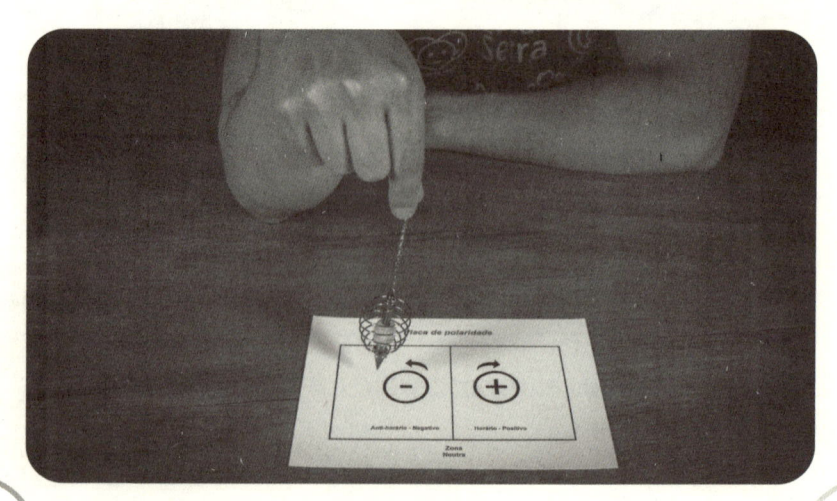

Placa de polaridade

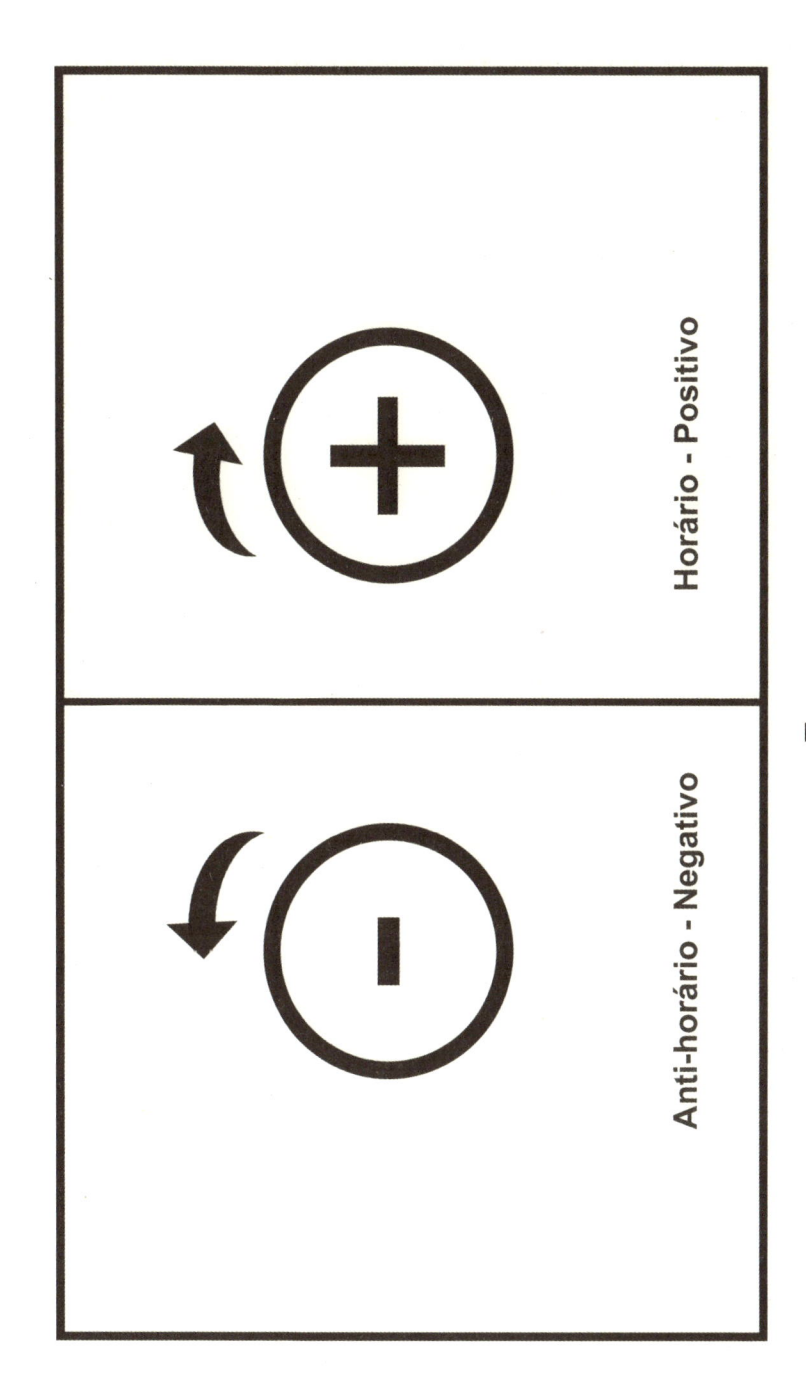

⟲ ⊕

Horário - Positivo

Zona Neutra

⟳ ⊖

Anti-horário - Negativo

- Para confirmar, retire o pêndulo da placa. Depois, solicite que faça cada movimento (neutro, positivo e negativo) e verifique se confere com o sentido das polaridades.

- Se todos os movimentos forem iguais aos da placa de polaridade, o pêndulo estará programado.

- Importante: Se o pêndulo não se movimenta, significa que o seu ser racional está fazendo um bloqueio. Então, procure esvaziar a sua mente. Depois de relaxar, tente novamente.

7. OS MOVIMENTOS DO PÊNDULO

O pêndulo pode fazer quatro movimentos significativos:

- Sentido horário ↻
- Sentido anti-horário ↺
- Sentido "horizontal" ⇋ (Dúvida ou captação)
- Sentido "vertical" ⇅ (Dúvida ou captação)

Costuma-se convencionar como resposta positiva o movimento horário, enquanto a resposta negativa é indicada no movimento anti-horário. Os movimentos irregulares em geral são convencionados como dúvida, captação ou neutralidade.

8. HORA DE PRATICAR

- Antes de começar, procure sempre limpar o pêndulo energeticamente, além de se proteger e limpar a energia do ambiente. Passe a mão sobre todo o cordão e o pêndulo, de cima para baixo, no sentido do cordão para o pêndulo, eliminando possíveis cargas remanescentes[1] antes e depois das utilizações.

- Após cada uso ou alteração no objeto de interesse de medida, faça a limpeza energética do pêndulo e do ambiente. Também tire da sua mente o antigo objeto de interesse.

- No caso de utilizar gráficos, mantenha-se atento à orientação geográfica deles e aos tempos de exposição e de emissão.

- A cada pergunta realizada, o pêndulo apresenta um tempo médio de 15 a 30 segundos para emitir a resposta. Tenha paciência e aguarde.

- Se você quiser, mantenha o seu pêndulo parado a cada pergunta, ou, se preferir, deixe-o em movimento de captação, o que agiliza a velocidade das medições.

---
1 A energia remanescente é aquela que fica impregnada no pêndulo e se refere à medição anterior, quando a limpeza energética do pêndulo não é devidamente realizada.

- Entre em sintonia com o objetivo do trabalho, mentalizando "Eu desejo entrar em sintonia com… (objetivo do trabalho)". Crie uma seleção mental, foque inteiramente no objetivo e afaste qualquer influência que possa desviar a captação ou criar erros. Peça mentalmente permissão para trabalhar.

- Sempre que possível, utilize um testemunho, como um objeto, roupa, fotografia, mecha de cabelo, palavras valorizadas etc.

9. CONSELHOS DOS PROFESSORES

- Jamais empreste seu pêndulo, pois a energia da outra pessoa permanece.

- O uso da Radiestesia e Radiônica pode ser cansativo, por isso, não exagere nem se torne fanático ou dependente do pêndulo.

- Tenha paciência, persistência, disciplina e respeito. Trabalhe bastante para adquirir confiança com a prática. Crie seu próprio método fazendo muitas anotações, comparações e experiências.

- Tudo o que você precisa é atenção, concentração, sensibilidade, respeito, mente vazia e muito treino. Vá em frente, vale a pena!

- Não tente "prever o futuro". O futuro se altera o tempo todo e depende de muitos parâmetros.

- Você pode fazer perguntas relacionadas a probabilidades em determinadas situações específicas.

- Se alguma pergunta envolve você, radiestesista, de maneira emocional, mental ou física, evite usar a Radiestesia, mesmo que tenha bastante confiança e experiência prática. Isso porque sua mente inferior ou seu inconsciente vão perturbar as respostas dadas pelo pêndulo. Por exemplo: se você ou alguém da sua família está doente, peça ajuda a outro radiestesista de sua confiança.

INSTRUMENTOS RADIESTÉSICOS

A maioria das atividades expressivas relacionadas à Radiestesia podem ser realizadas através da aplicação do pêndulo, variando conforme a situação e a habilidade do praticante. A utilização do pêndulo é simples, prática e eficiente, contudo, existem categorias de investigação que requerem a utilização de ferramentas especializadas.

Para uma compreensão mais aprofundada, classificamos os instrumentos radiestésicos em grupos:

Pêndulos Egípcios

O pêndulo egípcio figura como um dos modelos mais reconhecidos e apreciados entre os praticantes de Radiestesia contemporâneos. Dado o seu caráter técnico, é natural que as pessoas levantem diversas indagações sobre seu uso. Os antigos egípcios apresentaram destreza como radiestesistas ao longo de séculos, desenvolvendo uma técnica refinada. A introdução do pêndulo egípcio no mundo ocorreu em 1975, por meio da obra *Física Microvibratória* e *Forças Invisíveis*, em coautoria com Bélizal e P.A. Morel. No terceiro segmento desse livro, na seção dedicada aos detectores, é mencionado:

"Este dispositivo corresponde exatamente a uma reprodução do pêndulo de grés encontrado em um sarcófago no Vale dos Reis, evidência clara de que os antigos egípcios tinham conhecimento da Radiestesia e a praticavam."

De acordo com os autores, as características primordiais desse instrumento compreendem uma notável sensibilidade à radioatividade, suscetibilidade a metais, função de amplificação de estados mentais e operação como pêndulo emissor, além de ser um pêndulo completamente neutro.

Entre os tipos mais reconhecíveis de pêndulos egípcios, destaca-se o egípcio padrão, o Vale dos Reis I e o Vale dos Reis II. Muito se tem discutido sobre as qualidades superiores do pêndulo egípcio para afinar com testemunhos e para potencializar capacidades psíquicas. Contudo, é válido questionar até que ponto isso pode ser eficazmente empregado.

A experiência tem demonstrado que, para os que estão nos primeiros passos da Radiestesia, a posse de um pêndulo egípcio ou a sua ausência não costuma influenciar beneficamente no início. Assim como em outras disciplinas, explore as facetas mais avançadas de uma ferramenta que exige experiência e domínio, algo que se desenvolve ao longo do tempo.

Pêndulos de Cristal

O pêndulo de cristal é um dos instrumentos mais utilizados pelos radiestesistas iniciantes, principalmente pela sensibilidade que ele apresenta na medição e pela diversidade de cores e lapidações dos diferentes tipos de cristais.

Alguns radiestesistas escolhem o pêndulo de cristal para trabalhos específicos de tratamento, tais como a Odomertia, bem como para atuar com a limpeza dos chacras e campos de energia.

Para escolher o pêndulo de cristal que mais combina com sua energia, quando você estiver na loja, peça para o atendente cobri-los, porque na maioria das vezes nossos olhos nos traem e nem sempre o pêndulo maior, mais bonito ou mais reluzente é o melhor para realizarmos o trabalho com a Radiestesia. Vá passando sua mão sobre os pêndulos cobertos, sem vê-los, até sentir que sua mão vibra diferente em um deles. Esse é o pêndulo de cristal mais adequado para você.

Pêndulos de Metal

O pêndulo de metal é um dos instrumentos mais utilizados pelos radiestesistas técnicos nos trabalhos de geobiologia, detecção de minérios e avaliação da qualidade do solo, sementes, plantas. Existem os pêndulos de metal com testemunho, em que, removendo uma base com rosca, coloca-se dentro da cavidade do pêndulo uma amostra do material a ser detectado. Existem versões dos pêndulos egípcios na versão de metal, e até pêndulos de ouro, cobre, latão e dos mais variados tipos de metais.

Pêndulos Testemunho

Produzido em materiais como madeira ou metal, este pêndulo apresenta uma cavidade interna com um fechamento de tampa de rosca. Essa cavidade permite a inserção conveniente de uma amostra do testemunho, o que aprimora a realização das investigações radiestésicas. Esse método é especialmente destacado na detecção de minerais na natureza.

Aurameter

O Aurameter foi concebido com o propósito de medir o campo energético humano e identificar as diversas camadas que compõem a aura. Este dispositivo integra as características do Dual Rod e das varetas, permitindo a movimentação em todas as direções. Funcionando como um instrumento radiestésico, operando por meio do subconsciente do usuário, atua como um amplificador das suas solicitações emitidas por um corpo. Com isso, tem a capacidade de eliminar desequilíbrios energéticos em conformidade com a necessidade definida pelo operador.

A operação do Aurameter requer que seja segurado por uma das mãos, de maneira confortável, com posição sempre paralela ao solo. Espere até que os movimentos cessem. Mantenha um estado de relaxamento e, gradualmente, próximo ao dispositivo do elemento ou indivíduo que deseja avaliar. Como sugere o nome, inicialmente projetou-se o Aurameter para a medição das camadas da aura humana, pontos de acupuntura, regiões de tensão na coluna vertebral, níveis energéticos, assinaturas vibracionais, rupturas aurais ou regiões enfraquecidas no corpo. Além disso, sua aplicação estende-se à prática radiestésica, sendo útil na busca por água, petróleo, minerais ou tesouros ocultos.

Nas áreas ou objetos com vitalidade, é facilmente compreensível quando o Aurameter entra em movimento. Se a vareta se afastar do alvo examinado, isso indica vigor energético e saúde. Por outro lado, quando ocorre o oposto — a atração da vareta —, isso pode indicar carência energética, desequilíbrios ou mesmo doenças. O Aurameter possibilita ainda a avaliação dos fluxos dos chacras.

Trata-se de um instrumento eficaz na determinação de limites externos de campos energéticos ou no rastreio de correntes subterrâneas de água primordial, além de outras energias menos diretas.

Dual Rod

Apresenta-se no formato de duas varetas na configuração angular, assemelhando-se a um "L". Ao segurar essas varetas pela extremidade menor da configuração em formato de "L", mantendo-as paralelas e na posição horizontal, ocorrem os cruzamentos durante o momento de sintonização. A norma mental adotada dita que os índices das varetas indicam uma resposta afirmativa, enquanto o afastamento delas denota uma resposta negativa. É aconselhável que o radiestesista possua dois tipos de varetas bifurcadas: uma variante mais leve, adequada para tarefas em espaços internos, e uma alternativa mais pesada, destinada a atividades ao ar livre e ambientes naturais, a fim de evitar interferência vinda do vento.

EXERCÍCIOS PARA TREINO DO RADIESTESISTA

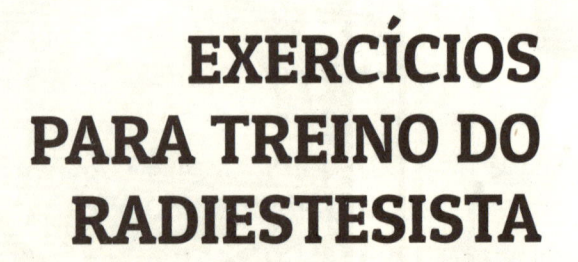

A Radiestesia é uma técnica que exige muita prática e, por isso, sugerimos a seguir alguns exercícios que vão ajudar no seu treinamento para que você se torne um excelente radiestesista.

ENCONTRE O CRISTAL ESCONDIDO

- Efetue os passos de preparação da energia pessoal e do ambiente.

- Disponibilize três frascos vazios e idênticos, que não sejam transparentes.

- Coloque-os virados de boca para baixo sobre uma mesa de Radiestesia.

- Peça para alguém inserir um pequeno cristal em apenas um dos frascos, sem que você veja (fique de costas para a mesa).

- Em seguida, utilizando-se do pêndulo, procure descobrir quais frascos estão vazios ou qual está com o cristal.

- Você poderá fazer a pergunta de duas maneiras:

"Esse frasco possui o cristal? Sim ou Não? Indique."

"Esse frasco está vazio? Sim ou Não? Indique."

- Use o dedo antena ou apenas posicione o pêndulo sobre o frasco para o qual deseja perguntar. Se você preferir, use testemunho.

- Repita esse exercício inúmeras vezes. Quando acertar 8 de 10 tentativas, pode se considerar treinado.

REVELE CORES FAVORÁVEIS PARA PESSOAS E AMBIENTES

- Faça os passos de preparação e proteção energética.

- Mentalize em primeiro lugar quais as qualidades que você preza, tanto para o vestuário quanto para os ambientes. Exemplo: *"Quero paz, harmonia e saúde"*.

- Com esse sentimento interno, mentalize: *"Para que eu tenha paz, harmonia e saúde, qual é a cor adequada? Indique"*.

- Continue perguntando dessa forma: *"É o azul? Sim ou Não? É o verde? Sim ou Não?"*.

- Com o dedo antena apontado para a cor ou testemunho, ou mesmo mentalmente, continue fazendo a varredura pela lista de cores.

- Quando houver a indicação de mais de uma opção, sempre utilize: *"Entre essas cores, qual é a mais favorável? Indique"*. Continue sempre com o sim ou não nas perguntas.

- Lembre-se: tudo depende dos princípios e valores que você preza. A energia se ajusta a isso. Em consequência, os resultados também. Isso acontece sempre, em todos os casos!

SINTONIZE OBJETOS NOS AMBIENTES

- Faça os passos de preparação e proteção energética.

- Mentalize, em primeiro lugar, os princípios e valores que você preza para o ambiente. Lembre-se de que isso pode mudar de acordo com o tipo de ambiente. Por exemplo: se é um comércio, é provável que você deseje prosperidade financeira. No entanto, se for sua casa, é comum o objetivo ser a harmonia.

- A fim de exemplificar a prática, fixe na mente a ideia de que você preza a harmonia, a paz e o equilíbrio.

- Com essa ideia, faça a seguinte pergunta mentalmente: *"Para harmonia, paz e equilíbrio desse ambiente, indique o local mais adequado para colocar este quadro"*.

- Segure o pêndulo com a mão dominante. Com o dedo antena na outra mão, aponte para os locais possíveis. Vá apontando e, mentalmente, pergunte: *"Sim ou Não?"*.

- Aguarde o movimento do pêndulo. Continue mesmo que já tenha encontrado um lugar em que o giro seja positivo.

- Faça a varredura por todos os locais possíveis.

- Quando terminar, caso haja mais de uma possibilidade, faça a seguinte pergunta: *"Entre essas possibilidades, qual delas é a mais adequada para a harmonia, paz e equilíbrio desse ambiente?"*.

- Mesmo que existam várias possibilidades, sempre é possível ir refinando a detecção.

- Faça isso para posicionar objetos, móveis, camas, armários e tudo que quiser. Afinal, tudo é energia e precisamos aprender a compreender esse fluxo.

HARMONIZE AMBIENTES COM GRÁFICOS RADIESTÉSICOS

- Faça os passos de preparação e proteção energética.

- Mentalize, em primeiro lugar, quais princípios e valores você preza para o ambiente. Novamente, lembre que isso pode mudar de acordo com o tipo de ambiente. Por exemplo: se é um comércio, é provável que você deseje prosperidade financeira. No entanto, se for sua casa, é comum o objetivo ser a harmonia.

- Para exemplificar, fixe na mente a ideia de que você preza a harmonia, a paz e o equilíbrio.

- Com essa ideia, faça a seguinte pergunta mentalmente: *"Para harmonia, paz e equilíbrio desse ambiente, posso utilizar um símbolo? Vai ser benéfico? Sim ou Não?"*.

- Se a resposta for negativa, não utilize o símbolo, já que poderá atrapalhar o fluxo.

- Caso a resposta seja afirmativa, continue o processo, formulando mais perguntas: *"Qual dos símbolos é o mais adequado? É o símbolo A? Sim ou Não? É o símbolo B? Sim ou Não?"*. Dessa forma, você detecta qual dos dois símbolos é o mais indicado para o local.

- Em seguida, segure o pêndulo com a mão dominante. Com o dedo antena, aponte para os locais possíveis, principalmente as paredes. Vá apontando e, mentalmente, pergunte: *"Sim ou Não?"*.

- Aguarde o movimento do pêndulo. Continue mesmo que já tenha encontrado um lugar em que o giro seja positivo.

- Faça a varredura por todos os locais possíveis.

- Quando terminar, caso haja mais de uma possibilidade, faça a seguinte pergunta: *"Entre essas possibilidades, qual delas é a mais adequada para o objetivo? Indique"*.

- Refine e defina o local adequado para colocar o gráfico. Use apenas um gráfico por ambiente.

- Se quiser colocar símbolos em mais de um ambiente em uma mesma residência, não faça tudo no mesmo dia. Dê um intervalo de três dias para cada ambiente. A sintonização de vários símbolos e vários ambientes ao mesmo tempo pode acelerar demais a frequência da energia do local, o que poderá causar desequilíbrios nas pessoas e animais, como insônia, euforia e desequilíbrio emocional.

REALIZE DIAGNÓSTICO DOS CHACRAS

O diagnóstico dos chacras pode ser realizado de duas formas: com a pessoa presente, ou com um testemunho, desenho ou foto da pessoa que você deseja ajudar.

OPÇÃO 1: NO CAMPO DE ENERGIA, COM A PESSOA PRESENTE:

- Faça sua proteção e preparação pessoal. Limpe o campo do espaço onde vai trabalhar.

- Posicione-se na frente do seu consultante, que deve estar com os braços e pernas descruzados. Se preferir, a pessoa poderá estar deitada em uma maca. Peça mentalmente permissão para começar.

- Comece a medição sempre pelo chacra básico (primeiro chacra/*Muladhara*).

- Você poderá colocar o pêndulo a uma distância próxima do corpo, na região do chacra, a aproximadamente 30 cm da pele.

- Poderá utilizar também o dedo como antena para indicar o ponto a ser medido. Dessa forma, pode fazer com distância maior.

- Relaxe e respire. Escolha uma das técnicas citadas acima e comece a detectar a energia dos chacras, efetuando mentalmente a pergunta: *"O primeiro chacra está em equilíbrio? Sim ou Não? Indique."*

- Espere o tempo normal do pêndulo, sem pressa ou opinião própria. Aguarde o pêndulo se movimentar. Observe o sentido e anote na folha de análise dos chacras.

- É muito comum, em algum chacra, ser detectado um movimento não definido. Respire, relaxe e faça outra vez. Se não conseguir, deixe para alguns instantes depois.

- A cada chacra que você medir, interrompa o movimento do pêndulo. Respire e siga para o próximo, sempre com calma e concentração.

- Após fazer o diagnóstico dos chacras, confira na tabela de doenças x chacras x funções qual é a influência do desequilíbrio nos aspectos da pessoa.

OPÇÃO 2: COM TESTEMUNHO, DESENHO OU FOTO DA PESSOA QUE VOCÊ DESEJA AJUDAR:

- Faça sua proteção e preparação pessoal. Limpe o campo do espaço onde vai trabalhar.

- Posicione-se com a foto ou desenho em uma mesa adequada para Radiestesia. Peça mentalmente permissão para começar.

- Mantenha o foco mental pleno na pessoa que está sendo diagnosticada.

- Comece a medição sempre pelo chacra básico.

- Na direção da foto, aponte com o dedo indicador (o dedo antena) o chacra a ser medido.

- Com a outra mão, que está segurando o pêndulo, apenas observe o sentido do fluxo.

- Relaxe, respire e comece a detectar a energia dos chacras, efetuando mentalmente a pergunta: *"O primeiro chacra está em equilíbrio? Sim ou Não? Indique."*

- Espere o tempo normal do pêndulo, sem pressa, mantendo a mente vazia, sem opinião própria. Aguarde o pêndulo se movimentar. Observe o sentido e anote na folha de análise dos chacras.

- É muito comum, em algum chacra, ser detectado um movimento não definido. Respire, relaxe e faça outra vez. Se não conseguir, deixe para alguns instantes depois.

- A cada chacra que você medir, interrompa o movimento do pêndulo. Respire e siga para o próximo, sempre com calma e concentração.

- Após fazer o diagnóstico dos chacras, confira na tabela de doenças x chacras x funções qual é a influência do desequilíbrio nos aspectos da pessoa.

JAMAIS ALTERE O TAMANHO OU A COR DOS GRÁFICOS APRESENTADOS NESTE LIVRO.

ODOMERTIA – TRATAMENTO DE HARMONIZAÇÃO, EQUILÍBRIO E ALÍVIO DE DORES LOCAIS

A Odomertia é uma técnica de tratamento natural, que utiliza os fundamentos da Radiestesia para tratar dores locais, equilibrar centros energéticos, desprogramar vibrações negativas e programar um novo padrão de energia vital aos seres vivos e ambientes.

Através do giro intencional do pêndulo, no sentido anti-horário para limpar e desprogramar e no sentido horário para imprimir um novo padrão de energia, podemos tratar plantas, animais, minerais, alimentos, ambientes, dores locais e muitas outras possibilidades, como, por exemplo, limpar energeticamente compras de supermercado, ou algum objeto que você emprestou a alguém, ou então roupas e carros alugados, para que não seja transmitido nenhum tipo de energia indesejada ao novo usuário.

Na limpeza energética e espiritual, a Odomertia atua nos chacras, promovendo um restabelecimento da saúde energética, abrindo o fluxo de energia vital e permitindo que as células físicas recebam um padrão de energia mais acelerado, auxiliando inclusive nos processos de cicatrização e remissão de doenças.

Isso torna o receptor da Odomertia mais saudável, criativo, disposto e cheio de energia.

A Odomertia consiste basicamente em quatro etapas:

1) **Medição/Avaliação** → Utilizamos a Radiestesia para medir o tempo necessário de desprogramação, que também podemos chamar de limpeza energética; e o tempo de programação. Ao tratar seres vivos, o tempo de desprogramação/limpeza deve obedecer a regra dos três minutos, não ultrapassando esse tempo para que não haja desvitalização do campo de energia do receptor. Já o tempo de programação pode chegar até 5 minutos. Sempre faça essa medição antes de iniciar o processo de Odomertia. Caso você proceda com a Odomertia para limpar a energia negativa

de móveis, roupas e objetos, não há problema se o tempo de desprogramação ultrapassar os três minutos. A regra de não ultrapassar os três minutos se aplica apenas ao tratamento de seres vivos.

2) Desprogramação → Essa é a fase em que limpamos e desprogramamos qualquer energia de ordem nociva. Procedemos fazendo um giro intencional do pêndulo no sentido anti-horário por no máximo três minutos no caso de seres vivos. Sempre meça com a Radiestesia o tempo de desprogramação necessário. Gire o pêndulo no sentido anti-horário sobre o chacra, dor localizada, objeto, ambiente, ou seja, naquilo que você deseja fazer a limpeza energética, pelo tempo estipulado na medição. Utilize um cronômetro ou despertador para marcar o tempo. No momento em que fazemos esse giro intencional no sentido anti-horário, falamos as palavras "limpa, desprograma e purifica" e seguimos repetindo como um mantra, durante todo o período da desprogramação.

3) Programação → Essa é a fase em que imprimimos um novo padrão de energia no que estamos tratando. Procedemos fazendo um giro intencional do pêndulo no sentido horário por no máximo cinco minutos (sempre meça com a Radiestesia o tempo de programação necessário), sobre o chacra, dor localizada, objeto, ambiente, ou seja, naquilo que você deseja fazer a limpeza energética. No momento em que fazemos esse giro intencional no sentido horário, falamos as palavras que desejamos ao receptor "saúde, cura, transformação, paz, liberdade, amor, alegria, confiança, segurança" e seguimos repetindo como um mantra, durante todo o período da programação.

4) Pós-medição → Feito isso, com a Radiestesia, meça novamente o receptor e verifique se a energia já está em equilíbrio ou se necessita de mais algum procedimento para se equilibrar, e o processo está feito.

A seguir, você vai conhecer técnicas utilizadas como tratamentos energéticos de alta eficiência através da Radiestesia.

EQUILIBRAR O CAMPO ENERGÉTICO DE PESSOAS OU OBJETOS

- Faça os passos de preparação e proteção energética.

- Acomode a pessoa confortavelmente em uma cadeira ou maca.

- Organize um ambiente de paz e apropriado ao trabalho. Peça para a pessoa fechar os olhos e relaxar.

- Mentalmente, peça permissão para iniciar o tratamento. Determine um tamanho médio do cordão do pêndulo.

- Com a distância de aproximadamente 40 cm, faça giros intencionais com o pêndulo por toda a extensão do corpo da pessoa, sempre mantendo a distância.

- Na primeira etapa os giros são realizados no sentido anti-horário, e o comando mental deve ser sempre algo parecido com: *"Limpa, purifica, transmuta, desprograma"*.

- Faça esse processo no sentido anti-horário por no máximo cinco minutos, da cabeça aos pés.

- Pare o movimento do pêndulo, limpe-o e comece a segunda etapa, agora no sentido horário, com o comando mental dizendo: *"Luz, paz, equilíbrio, proteção, harmonia, energia, saúde".*

- Faça os giros intencionais no sentido horário também por no máximo cinco minutos.

- Pare o movimento do pêndulo, limpe-o e agradeça pelo trabalho realizado. Limpe-se energeticamente e desperte carinhosamente a pessoa.

- Essa é uma técnica rápida que produz resultados intensos. Use-a com frequência, pois é uma eficiente ferramenta de socorro rotineiro.

- O uso dessa prática deve ser adotado para equilibrar a energia de artefatos antigos, compras em geral, alimentos beneficiados, roupas emprestadas, carros etc.

EQUILIBRAR OS CAMPOS ENERGÉTICOS DO AMBIENTE

- Os passos são parecidos com o tratamento para pessoas, no entanto, nesse caso o foco são os espaços físicos do ambiente.

- Nesse processo, o cuidado com a proteção pessoal deve ser redobrado.

- Comece pela porta de entrada do ambiente, ficando de costas para a entrada.

- Mentalmente, imagine bolas de luz nas janelas, portas e aberturas do ambiente.

- Então, comece a se deslocar fisicamente pela extensão do ambiente, fazendo giros intencionais ininterruptos à medida em que vai passando pela área a ser limpa.

- Mantenha o foco mental dizendo: *"Limpa, purifica, transmuta, desprograma"*.

- Faça o percurso sempre se mantendo de costas para a porta pela qual entrou. Não dê as costas para o lado que ainda não foi desprogramado.

- Ande por toda a extensão do espaço até terminar esse ambiente, e então volte para a porta principal pela qual entrou.

- Em seguida, vá para o próximo ambiente ou cômodo da casa.

- Faça a mesma coisa, começando pela porta de entrada, imaginando bolas de luz nas janelas e aberturas, e sempre de frente para o ambiente a ser limpo energeticamente.

- Dessa forma, limpe todo o local, sala por sala, parte por parte.

- Quando terminar, repita o processo, dessa vez no sentido horário.

- É sempre prudente imaginar como se você fosse um turbilhão de luz, criado pelo pêndulo, que precisa passar por todos os espaços.

- Essa técnica presencial é muito eficiente, mas pode ser feita a distância também, produzindo ótimos resultados. Nesse caso, o radiestesista precisa se mover mentalmente para o ambiente que será tratado.

TRATAR DORES E DOENÇAS LOCALIZADAS

- Faça os passos de preparação e proteção energética.

- Acomode a pessoa confortavelmente em uma cadeira ou maca.

- Organize um ambiente de paz e apropriado ao trabalho. Peça para a pessoa fechar os olhos e relaxar.

- Mentalmente, peça permissão para iniciar o tratamento.

- Aponte o dedo antena para a região dolorida ou afetada. Você poderá encostar o dedo antena na pessoa ou manter uma pequena distância.

- Com a outra mão (a que segura o pêndulo), faça um giro inicial intencional no sentido anti-horário, mentalizando: *"Limpa, purifica, transmuta, desprograma"*.

- Faça isso por no máximo três minutos.

- Pare o pêndulo, limpe-o e comece de novo, desta vez no sentido horário.

- Mentalize luz, paz, cura, cores e saúde, fazendo o giro intencional na mão que segura o pêndulo e apontando o dedo antena para o foco, também por no máximo três minutos.

- Pare o movimento do pêndulo, limpe-o energeticamente e agradeça pelo trabalho realizado. Limpe-se energeticamente e desperte carinhosamente a pessoa.

PARTE 3

Radiestesia
DE ENVIO A DISTÂNCIA

OS GRÁFICOS RADIESTÉSICOS E A PRÁTICA DA RADIESTESIA

Os primeiros gráficos radiestésicos surgiram um pouco antes da Segunda Guerra. Eram, na maioria, semicírculos divididos num certo número de casas. Serviam sobretudo para sintonizar cores, números e certas aplicações em Medicina e Astrologia, mas boa parte desses gráficos caiu em desuso.

A maioria dos gráficos utilizados atualmente deriva do trabalho de Chauméry, Bélizal e Morel, e ainda dois irmãos belgas, os Servranx, que durante duas décadas publicaram inúmeros trabalhos sobre essa nova ciência. Nos anos 1970, Jean de La Foye, usando a Radiestesia Cabalística, injetou uma nova fonte de subsídios, permitindo novas abordagens sobre o tema.

Para a utilização dos gráficos radiestésicos, são necessários três elementos importantíssimos: o **testemunho**, o **corretor (ou objetivo)** e o **gráfico emissor**.

O **testemunho** representa uma amostra energética do alvo das práticas a serem feitas. Por exemplo, se o alvo das práticas é uma pessoa com dor, um testemunho pode ser uma foto ou objeto dela, um fio de cabelo, uma assinatura de próprio punho, entre outros. Se o alvo das práticas é um animal de estimação perdido, um testemunho pode ser uma foto dele, um fio do pelo do animal ou até um objeto dele. Se o alvo das práticas é uma planta ou uma plantação, um testemunho pode ser uma foto da planta (ou da plantação), uma folha da planta, uma amostra do tronco ou do caule etc.

Já o **corretor (ou objetivo)** é o que se deseja aplicar sobre o alvo das práticas, por exemplo: a valorização das palavras "saúde" no caso da pessoa, "segurança" no caso do animal perdido, ou "fartura" no caso da plantação. A técnica da valorização de palavras será explicada mais adiante neste livro.

Por sua vez, **gráficos** de análise funcionam como um separador de padrões vibracionais, emanados do testemunho e informados ao pêndulo pela mente do radiestesista. Ainda que se opere por simples Radiestesia mental, isto é, sem o uso de testemunhos, o gráfico sempre funcionará como um excelente facilitador do trabalho radiestésico.

Todos os corpos e fenômenos da natureza emitem vibrações que lhes são características. Como vimos no capítulo anterior, tudo, absolutamente tudo, à nossa volta vibra. Vivemos imersos em um mundo de vibrações, desde as mais violentas e explícitas, tais como os sons, se propagando através da vibração do ar, passando por todo o espectro das ondas de rádio e finalizando com as vibrações mais sutis, não explicadas pela Física, mas presentes em nosso universo. Nessas vibrações estão moduladas as características dos elementos que as compõem, de suas propriedades, das famílias a que pertencem, da época de sua formação, de sua força, medidas e dimensões, de sua energia e das energias que lhe são afins etc.

Os gráficos radiestésicos para análise têm, antes de tudo, uma finalidade simplificadora, além de incluir fenômenos cujo testemunho (natural ou artificial) seria de dificílima obtenção. Somado a isso, pode-se deixar um setor do gráfico com a palavra "outros", para detectar outras possíveis respostas não catalogadas. Quando se tem uma série muito grande de elementos, além da palavra "outros", pode-se também incluir "nenhum". A confirmação da inclusão (ou não) destas palavras pode ser verificada através de perguntas ao pêndulo.

> Para criar um gráfico de análise, sua menor dimensão deve ser de 15 cm x 15 cm. Menor que isso não tem finalidade objetiva em Radiestesia; e o tamanho ideal é de 30 cm x 30 cm, podendo ser feito em papel, sempre com tinta preta e fundo branco, para gerar alto contraste, e um padrão de letra que seja bem legível. Alterar o tamanho dos gráficos gera desdobramentos em seus efeitos. Antes de fazê-lo, tenha certeza do que realmente deseja e investigue minuciosamente os desdobramentos recorrentes através do uso do pêndulo.

Muito importante: evite a todo custo corromper os gráficos, principalmente os emissores. Quaisquer alterações feitas na forma (desenho) do gráfico podem invalidar o seu efeito ou ainda pior: gerar efeitos adversos desconhecidos. Riscos, anotações, rasuras, rabiscos, manchas, pingos, gotas e outras marcações no gráfico são **completamente** desestimulados, mesmo que sejam pequenos ou feitos com leveza. No caso de gráficos danificados em papel não plastificado, faça o descarte em lixo comum e providencie outro. Seja criterioso com este ponto.

Alguns gráficos requerem uma orientação específica para que sejam usados no trabalho radiestésico. Esta orientação deve ser estritamente seguida. Certos gráficos também podem ser emissores de energia sutil, emitindo a frequência de acordo com o tipo do gráfico. Estes podem emitir influências sutis, como: energias curativas de equilíbrio e tratamento, cores, pedras, cristais, tratamentos fitoenergéticos, luz, florais etc.

Cada gráfico tem em sua construção formas (círculos, retas, planos, triângulos etc.) que, combinadas, atuam como geradores e concentradores de energia sutil em um padrão bem definido de frequência própria, que trabalha criando sintonia e harmonia, dinamizando correntes energéticas, tornando-se latente e ao mesmo tempo sutil, de forma equilibrada e benéfica.

O gráfico é um elemento amplificador e direcionador da força energética cósmica. Conduzido por nossa mente, pode agir a qualquer distância, tratando, harmonizando, equilibrando e protegendo pessoas, animais, situações ou condições.

Lembre-se: a nossa saúde representa a materialização das energias invisíveis e intocáveis que atuam sobre nossos corpos de uma forma mais intensa do que podemos imaginar.

Os gráficos deste livro estão divididos nas seguintes famílias:

- Gráficos para análise
- Gráficos para dinamização, valorização ou materialização radiestésica
- Gráfico para reequilíbrio ambiental e compensação de energias deletérias
- Gráficos emissores
- Gráficos com aplicação antimagia e proteção
- Gráficos especiais
- Gráficos de medição

Todos os gráficos apresentados neste livro são ilustrativos. Para ter acesso a eles em tamanho maior, aponte a câmera do seu celular para o seguinte QR Code e conheça a versão para impressão de cada um deles.

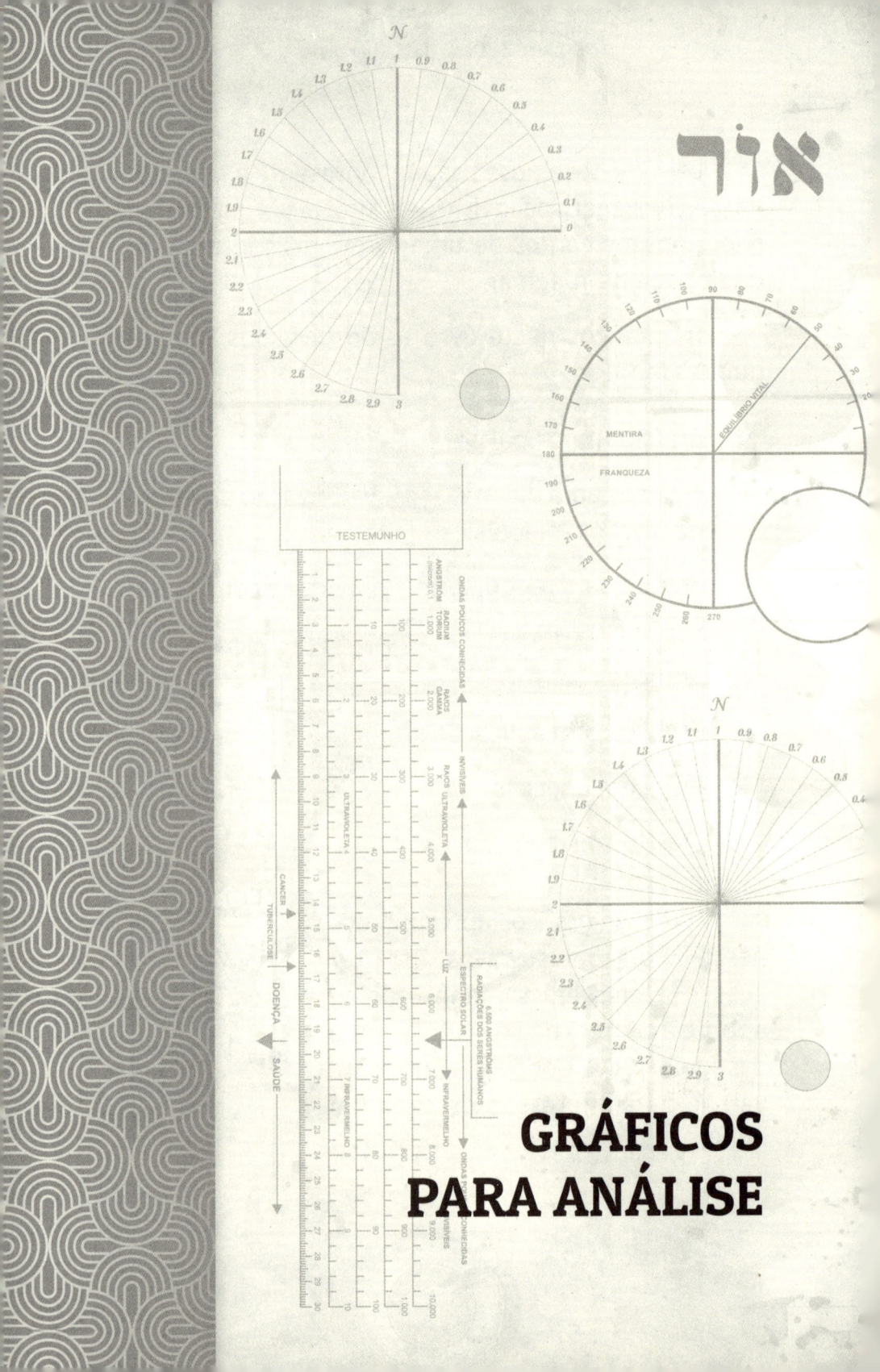

GRÁFICOS PARA ANÁLISE

BIÔMETRO (OU RÉGUA DE BOVIS)

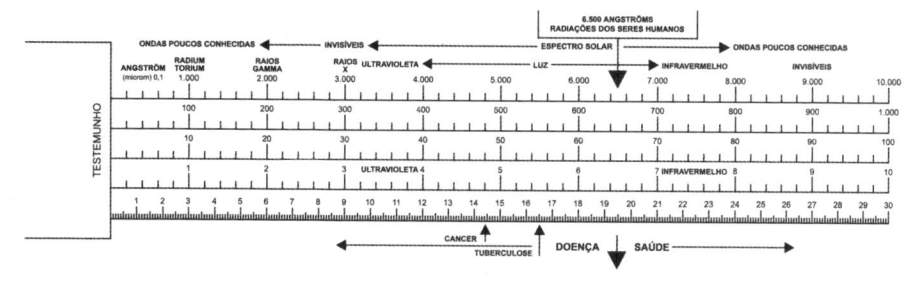

Dimensão do gráfico (para impressão): 5,2 cm x 25 cm

APLICAÇÕES:

- Medir a energia vital dos seres vivos em geral, como pessoas, animais e plantas.

- Medir a qualidade energética de ambientes (cidades, praias, parques, shoppings...) e locais em geral (prédios, casas, apartamentos, hotéis, aeroportos, estações, empresas, salas comerciais...), a fim de determinar se a vibração predominante ali é de energias destrutivas ou vitalizantes.

- Medir a qualidade energética de alimentos (naturais, processados, enlatados, doces, carnes...) e líquidos (água, sucos e outras bebidas em geral).

- **Teste 1**: compare amostras diferentes do mesmo alimento para verificar a energia daquele que foi aquecido no fogão e do aquecido no micro-ondas.

- **Teste 2**: compare a energia da água aquecida no fogão com a água aquecida em fontes elétricas como micro-ondas, chaleira elétrica ou mergulhão.

- **Teste 3**: compare a energia de alimentos orgânicos (produzidos sem agrotóxicos) e de alimentos processados.

Na Geobiologia, o biômetro pode ser utilizado para medir a qualidade energética dos solos, a fim de investigar a probabilidade de sucesso ou fracasso de plantações no local.

0 – 2.000	Radiação telúrica sobre cruzamento geomagnético
2.000	Radiação do cruzamento da rede geométrica / Desligamento do corpo
4.000	Banda da rede geométrica (doença avançada)
5.000	Zona de desvitalização, psicossomatizado, doença instalada, debilidade avançada, depressão profunda, desejo de desistir, melancolia
6.000 – 6.500	Energia baixa, propensa à captação de energias densas, doenças e outros abalos físicos, mentais e espirituais
6.500	Média energética física (plano físico), medida vital ótima
6.500 – 8.000	Faixa de equilíbrio, boa imunidade, harmonia física, estabilidade
Maior 8.000	Blindagem áurica, elevação psicoespiritual

COMO UTILIZAR:

- Para utilização do biômetro, podem ser usados quaisquer tipos de testemunho: biológicos (fios de cabelo, unhas etc.), fotos, mapas, textos manuscritos ou impressos, palavras, produtos, alimentos, bebidas etc.

- Não requer orientação espacial (norte-sul).

- Escala em Angstrom (Å) = Unidade de Comprimento de Onda.

- Deixe o pêndulo em movimento na zona de captação. Com o testemunho no local correto, peça que o pêndulo indique a energia vital do testemunho.

- Anote o número indicado e verifique o significado na tabela.

PSICOMÉTRICO DE BÉLIZAL

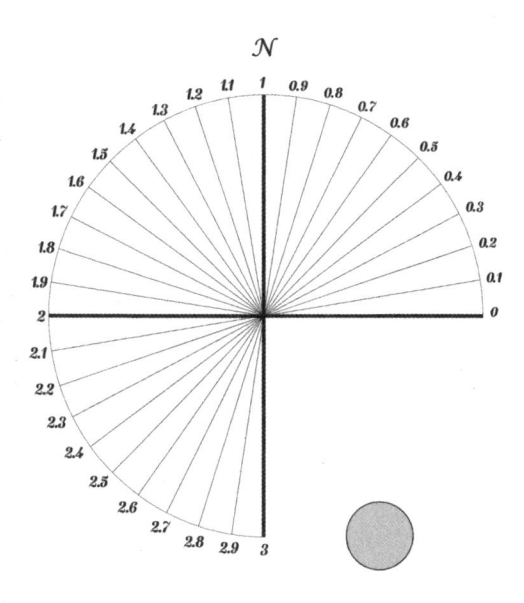

Dimensão do gráfico (para impressão): 13,5 cm x 15,5 cm

APLICAÇÕES:

No gráfico, de 0 a 1 se determina o valor físico de uma pessoa:

- Zona de bom estado de saúde: de 0,6 a 1
- Zona de atenção com a saúde: abaixo de 0,5
- Saúde medíocre: 0,4
- Doença instalada: 0,3
- Câncer: 0

No gráfico, de 1 a 3 se determina o valor psíquico de uma pessoa:

- Zona do intelecto: de 0,8 (baixo intelecto) a 1,9 (alto intelecto)
- Zona da moral:
  - Psiquismo anormal (baixa moral): de 0 a 1,3
  - Psiquismo normal: de 1,3 a 2,5
  - Elevação espiritual (alta moral): de 2,5 a 3 (santidade)

Para atividades artísticas ou que requeiram grande sensibilidade, são indicados valores entre 1,9 e 2,1.

No caso de aplicação de tratamentos e terapias, pode-se fazer uma simulação colocando no disco, ao lado da foto, os corretores (tratamentos fitoenergéticos, combinações de fluxos Aura Master, essências florais, cristais, cores etc.).

Verificar quais valores seriam obtidos com a aplicação terapêutica, para prever a melhor forma de tratamento.

Na escala a seguir, confira a interpretação gráfica dos resultados das medições feitas com o Psicométrico.

O Livro de Ouro da Radiestesia

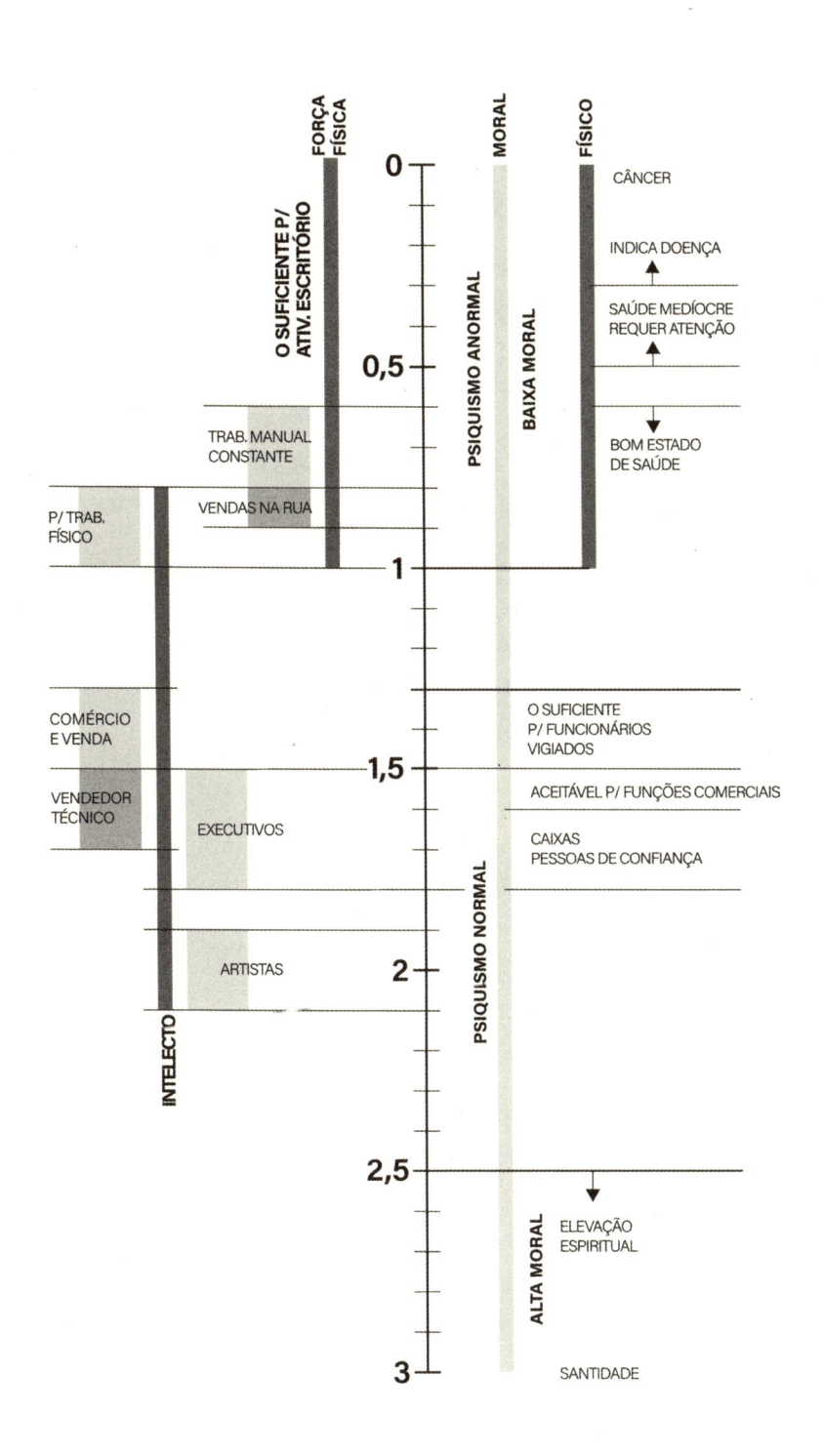

INTELECTO		FORÇA FÍSICA	Escala	MORAL	FÍSICO	
		O SUFICIENTE P/ ATIV. ESCRITÓRIO	0	PSIQUISMO ANORMAL		CÂNCER
						INDICA DOENÇA
			0,5		BAIXA MORAL	SAÚDE MEDÍOCRE REQUER ATENÇÃO
	TRAB. MANUAL CONSTANTE					BOM ESTADO DE SAÚDE
P/ TRAB. FÍSICO	VENDAS NA RUA		1			
COMÉRCIO E VENDA						O SUFICIENTE P/ FUNCIONÁRIOS VIGIADOS
VENDEDOR TÉCNICO	EXECUTIVOS		1,5			ACEITÁVEL P/ FUNÇÕES COMERCIAIS
				PSIQUISMO NORMAL		CAIXAS PESSOAS DE CONFIANÇA
	ARTISTAS		2			
			2,5		ALTA MORAL	ELEVAÇÃO ESPIRITUAL
			3			SANTIDADE

COMO UTILIZAR:

- Requer orientação espacial (norte-sul).

- Coloque o testemunho no local indicado (círculo na parte inferior à direita, na parte externa do gráfico).

- Bem ao centro do gráfico, deixe o pêndulo em movimento de captação e dê o comando "Indique".

- Aguarde a indicação e anote o resultado.

- Por fim, consulte na tabela e na escala as características psicométricas do objeto de medida.

PSICOMÉTRICO DE LA FOYE

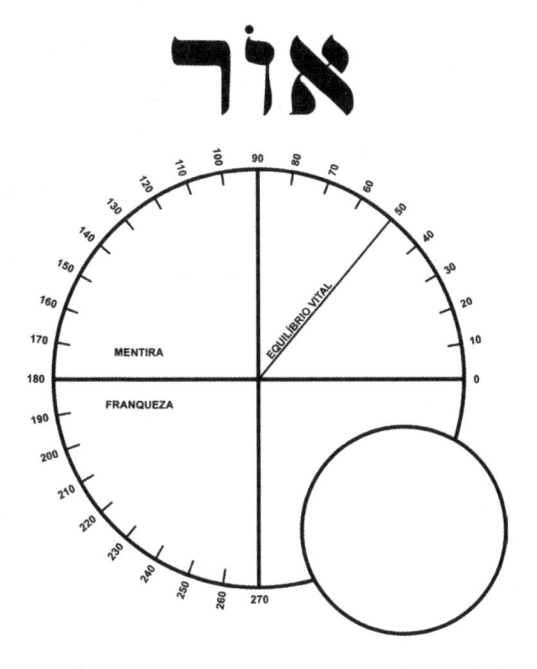

אוֹר

Dimensão do gráfico (para impressão): 15,5 cm x 15,5 cm

APLICAÇÕES:

Testar a vitalidade de uma pessoa, além de sua honestidade e suas faculdades intelectuais.

Análise de vitalidade: de 0 a 90°:

- Quanto mais próximo a 50°, maior a vitalidade.
- Quanto mais próximo a 0, menor a vitalidade.

Nível de equivalência espiritual: de 90° a 270°:

- Zona da mentira: de 90° a 180°
- Zona da franqueza (honestidade): de 180° a 270°
- Normalmente as pessoas apresentam franqueza média em 230°

Para análise de inteligência, posicione a palavra hebraica Haour (luz) ao norte do gráfico:

- Inteligência média: de 80° a 90° graus
- Inteligência superior: acima de 120°

Jamais utilize esse gráfico como emissor; ele serve somente para análise.

COMO UTILIZAR:

- Requer orientação espacial (norte-sul). Deve-se alinhar o 90° com o norte.
- O testemunho da pessoa deve ser colocado no centro do círculo menor.
- Com o testemunho no círculo menor, bem ao centro do gráfico, deixe o pêndulo em movimento de captação e dê o comando "Indique".

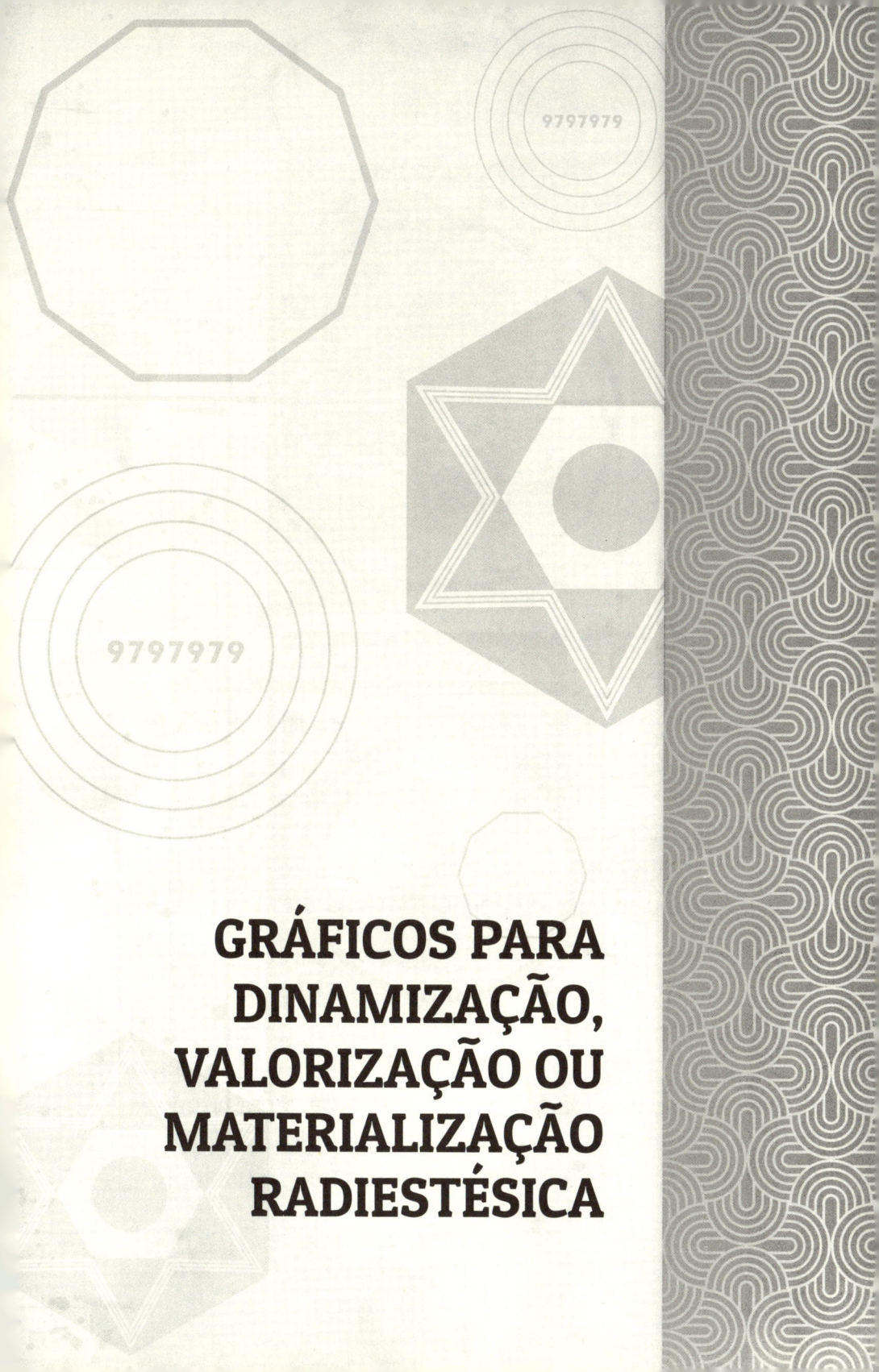

GRÁFICOS PARA DINAMIZAÇÃO, VALORIZAÇÃO OU MATERIALIZAÇÃO RADIESTÉSICA

Bruno Gimenes • Patrícia Cândido • Luiz Mourão

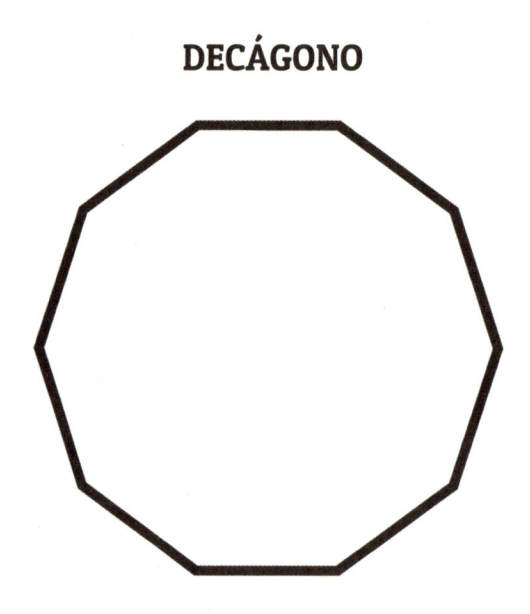

DECÁGONO

Dimensão do gráfico (para impressão): 14,5 cm x 14,5 cm

Uma vez escritas, palavras recém-grafadas em papel começam progressivamente a depositar ali a energia circundante, na exata qualidade daquilo que foi escrito. Após três dias, o papel se torna completamente impregnado pela energia daquilo que foi escrito, sem qualquer distinção com a amostra natural.

Através de investigações, descobriu-se que o decágono (polígono regular de dez lados) era a forma mais rápida e segura de acelerar esse processo. O decágono é o gráfico da materialização. Ele **não requer orientação espacial (norte-sul)** e gera palavras-testemunho cujas vibrações são indistinguíveis da amostra natural daquilo que está sendo materializado.

APLICAÇÕES:

Com frequência, faz-se necessário impregnar de forma mais potencializada o testemunho, para que ele atue mais efetivamente nas aplicações de Radiestesia. Um testemunho nem sempre possui o quantum energético necessário para a aplicação a que se destina e, por isso, recomenda-se a impregnação prévia no decágono. Para ter sucesso em seus trabalhos com o decágono, siga os passos:

Como materializar palavras-testemunho individualmente:

1. Escreva em uma pequena tira de papel branco, com tinta preta, o nome e a dinamização do que deseja, colocando paralelamente a um de seus **lados internos**.

Atenção: esta técnica é válida somente quando o nome daquilo que se deseja materializar descreve a composição da própria coisa.

Por exemplo: *prosperidade, marmelo, harmonia, avenca, amor, equilíbrio* são válidos, pois descrevem exatamente aquilo que se deseja. *Bolo de chocolate, iogurte, sorvete* não são válidos, por terem descrições incompletas, já que não se sabe a composição exata de cada um.

- **2.** Pendule o tempo de permanência da tira de papel no decágono exposto, e siga à risca essa determinação. Investigue também a necessidade de vibrar o pêndulo no sentido horário e, caso afirmativo, por quanto tempo.

- **3.** Após esse procedimento, a palavra estará valorizada (impregnada com o quantum energético necessário).

Como materializar tratamentos energéticos a partir de palavras-testemunho:

Outra aplicação é a materialização de um tratamento energético, como, por exemplo, a camomila.

- **1.** Escreva em uma tira de papel o nome "camomila", colocando essa tira sempre paralela a um dos **lados internos** do decágono.

- **2.** No centro do gráfico, coloque um copo com água ou algum líquido conservante caso queira armazenar por períodos mais longos.

- **3.** Caso o recipiente contendo o líquido seja de vidro, ele deve permanecer aberto durante o processo de impregnação, sendo fechado somente no final.

- **4.** Pendule o tempo de permanência da tira de papel no decágono exposto e siga à risca essa determinação. Investigue também a necessidade de vibrar o pêndulo no sentido horário e, caso afirmativo, por quanto tempo.

É essencial, após a materialização do tratamento energético, administrá-lo metodicamente da maneira definida pelo pêndulo. Se isso não for seguido à risca, o efeito se anula, por exemplo, 5 gotas por hora, durante 12 horas. Quanto menor o tempo de exposição ao decágono, mais concentrado se torna o líquido.

Como enviar a energia de palavras-testemunho a distância:

Outra opção de uso do decágono é mais trabalhosa, porém muito eficaz e impressionante. Com essa utilização, você será capaz de enviar energia para seres vivos (pessoas, animais ou plantas), locais (casas, apartamentos, sítios, chácaras, escolas etc.), objetos (carros, motocicletas, camas etc.), eventos (dias de provas ou exames, casamentos, aniversários, funerais, entrevistas de emprego etc.), projetos e demais situações diversas.

Para isso, siga os passos:

1. Valorize previamente, em tiras de papel branco (com tinta preta), quantas palavras, qualidades, sentimentos positivos, elementos químicos, tratamentos energéticos, cristais e/ou cores forem necessários, sempre impregnando cada um individualmente no decágono.

2. Coloque as tiras impregnadas paralelamente aos lados externos do decágono; cada tira paralela a um lado. Não coloque mais de uma tira de papel por lado externo.

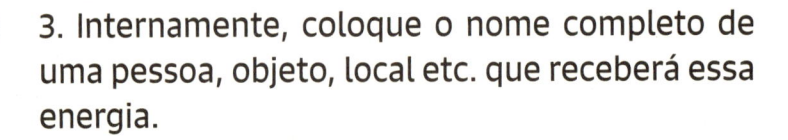

3. Internamente, coloque o nome completo de uma pessoa, objeto, local etc. que receberá essa energia.

Por exemplo:

Colocar as tiras previamente impregnadas com os dizeres *amor, saúde, paz, alegria, harmonia, prosperidade, sabedoria, sucesso*, uma a uma, paralelamente aos lados externos do decágono.

Internamente, colocar o nome da pessoa, projeto, situação ou evento que receberá a energia, como: *João da Silva*.

Pendule sempre o tempo de exposição, assim como a necessidade de vibrar o pêndulo no sentido horário e, caso afirmativo, por quanto tempo.

Colocar as tiras das qualidades que se deseja paralelas a cada lado externo:

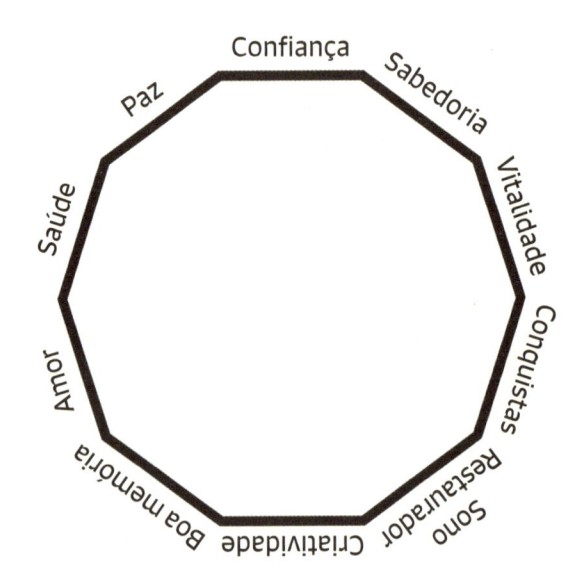

- Confiança
- Paz
- Sabedoria
- Saúde
- Vitalidade
- Amor
- Conquistas
- Boa memória
- Sono Restaurador
- Criatividade

HIRANYA

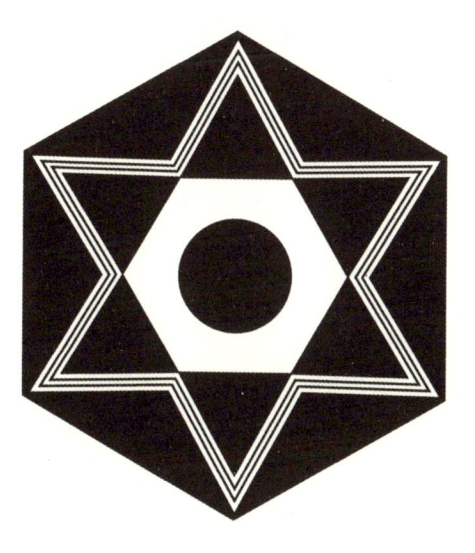

Dimensão do gráfico (para impressão): 14 cm x 14 cm

APLICAÇÕES:

- Preservar determinados alimentos por períodos acima do normal.

- Quando em exposição, filtra o ambiente, reequilibrando as energias de origem psíquica ou física.

- Programar cristais ou pedras, além de irradiar e impregnar ambientes com a energia desses elementos.

COMO UTILIZAR:

- Não requer orientação espacial (norte-sul).
- Coloque o testemunho no centro do gráfico, juntamente com o corretor.
- Meça com a Radiestesia a necessidade do tempo de emissão e exposição.
- Gire o pêndulo no sentido horário no tempo determinado pela medição e deixe exposto pelo tempo necessário.

ALTA VITALIDADE

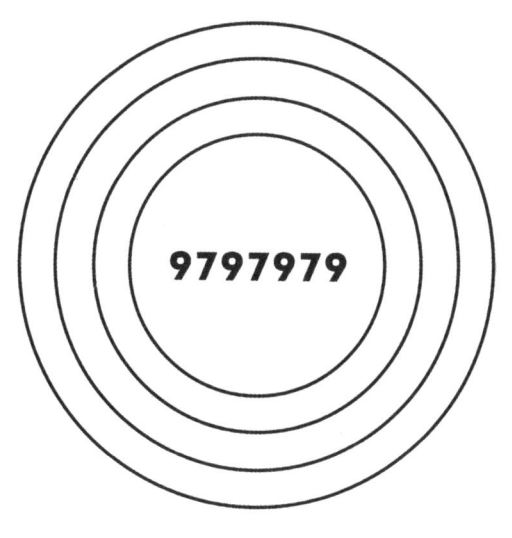

9797979

Dimensão do gráfico (para impressão): 14 cm x 14 cm

APLICAÇÕES:

- Aumentar a energia vital e observar melhorias em quadros de doença.

- Enviar energia vital para o alvo por meio de testemunhos posicionados no centro do gráfico, tais como fotos, fios de cabelo, pelos de animais, entre outros.

- Energizar a água que será utilizada para alimentação, regar plantas etc.

- Energizar alimentos em geral, além de cristais, ervas, flores, frutas etc.

- Energizar poucas pedras no gráfico e, posteriormente, espalhá-las em jardins e vasos de plantas, o que traz melhorias perceptíveis na saúde delas.

- Energizar quaisquer tipos de objetos.

Seja criterioso ao utilizar testemunhos de pessoas, pois, quando usado antes de dormir, por exemplo, o Alta Vitalidade deixa a pessoa completamente desperta e alerta. Use-o apenas quando realmente precisar de uma dose extra de energia vital!

COMO UTILIZAR:

- Não requer orientação espacial (norte-sul).

- Ao usar este gráfico, detecte previamente o nível energético do alvo com o Biômetro de Bovis e depois compare com o nível energético após usar o Alta Vitalidade.

- Coloque o testemunho no centro do gráfico, juntamente com o corretor.

- Meça com a Radiestesia a necessidade do tempo de emissão e exposição.

- Gire o pêndulo no sentido horário no tempo determinado pela medição e deixe exposto pelo tempo necessário.

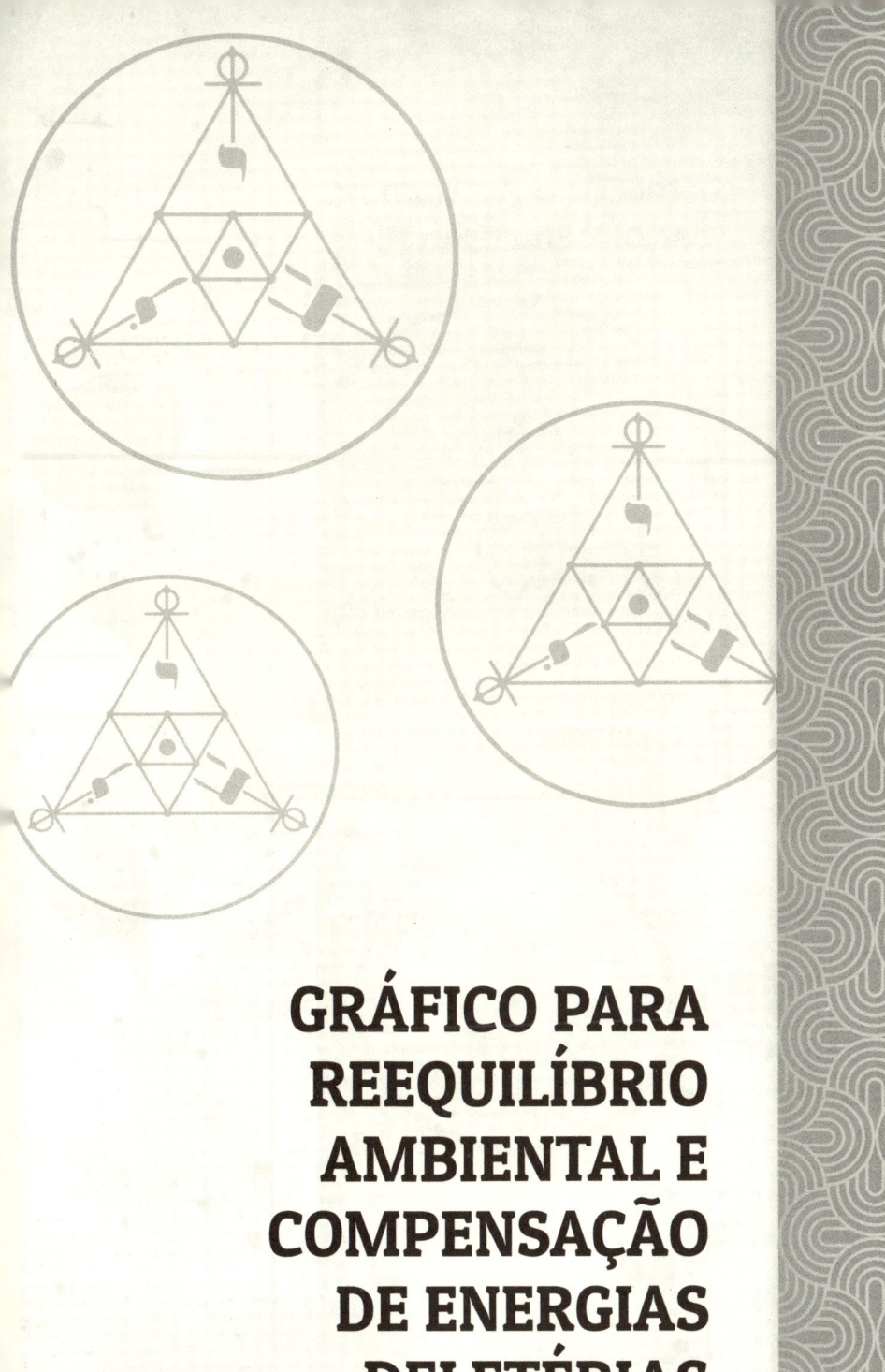

GRÁFICO PARA REEQUILÍBRIO AMBIENTAL E COMPENSAÇÃO DE ENERGIAS DELETÉRIAS

SÍMBOLO COMPENSADOR DE ANDRÉ PHILIPPE (SCAP)

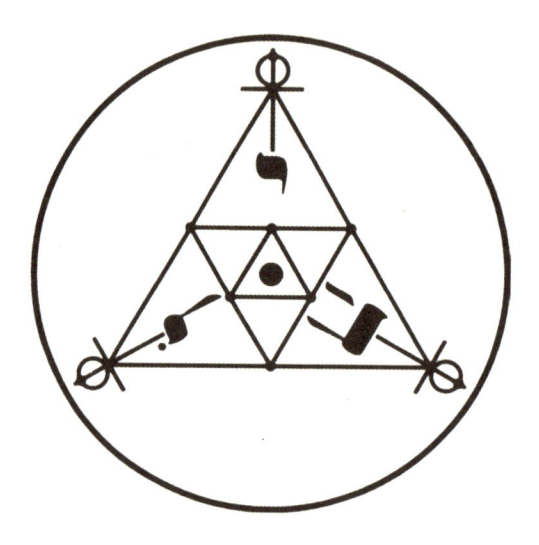

Dimensão do gráfico (para impressão): 14 cm x 14 cm

A dualidade e a trindade estão conjugadas neste gráfico de modo a gerar uma perfeita harmonia de forças sutis. Ele se baseia na Lei de Compensação de Forças, a partir da qual é possível neutralizar energias nocivas de qualquer natureza.

APLICAÇÕES:

- Quando o foco nocivo do local for muito potente, poderão ser necessários dois ou mais SCAPs ali.

- Não é preciso desimpregná-lo, pois é impossível sua saturação.

- Atua simultaneamente nos níveis físico, vital e espiritual.

- Pode ser aplicado nas famílias dos Emissores e Antimagia e Proteção, por isso, não é correto classificá-lo unicamente como gráfico de reequilíbrio ambiental.

- Pode ser colocado diretamente sobre aparelhos eletroeletrônicos, tomadas e quadros elétricos, além de aparelhos mecânicos que possam emitir qualquer tipo de energia nociva, tais como: raios alfa, beta, gama, raio-x, verde negativo elétrico e vermelho elétrico veiculados pela corrente elétrica.

- Colocado sob a cama, gera um sono tranquilo e reparador.

- Em pontos geopatológicos (como cruzamentos de linhas Hartmann), ou quaisquer outros focos de energias nocivas, ele anula e elimina as nocividades.

- Colocando em seu centro o testemunho de uma vítima de magia negativa, ele anula todo o processo mágico. Neste caso, devem ser utilizados pêndulos cabalísticos.

- Ao colocar alimentos sobre seu centro, estes tornam-se mais saudáveis a partir do equilíbrio de todo o seu espectro de energias sutis e vitais.

- Também pode auxiliar no tratamento de toda e qualquer doença, pois toda cura (de vegetais, animais ou pessoas) pode ser conseguida através do equilíbrio do espectro de energias sutis do organismo doente.

- Para ser utilizado como um gráfico emissor, posicione o SCAP com o Yod orientado a norte, colocando em seu centro o testemunho daquilo que se deseja tratar e o corretivo (tratamento fitoenergético, florais, essências, cores, cristais etc.). Pendule para determinar o tempo de vibração do pêndulo no sentido horário, assim como para determinar o tempo de exposição.

COMO UTILIZAR:

- Requer orientação espacial (norte-sul).
- Quando usado na horizontal (deitado), o Yod (י) deve apontar ao norte.
- Quanto usado na vertical (em pé), o Yod (י) deve apontar para cima.
- Coloque o testemunho no centro do gráfico, juntamente com o corretor.
- Meça com a Radiestesia a necessidade do tempo de emissão e exposição.
- Gire o pêndulo no sentido horário no tempo determinado pela medição e deixe exposto pelo tempo necessário.

GRÁFICOS EMISSORES

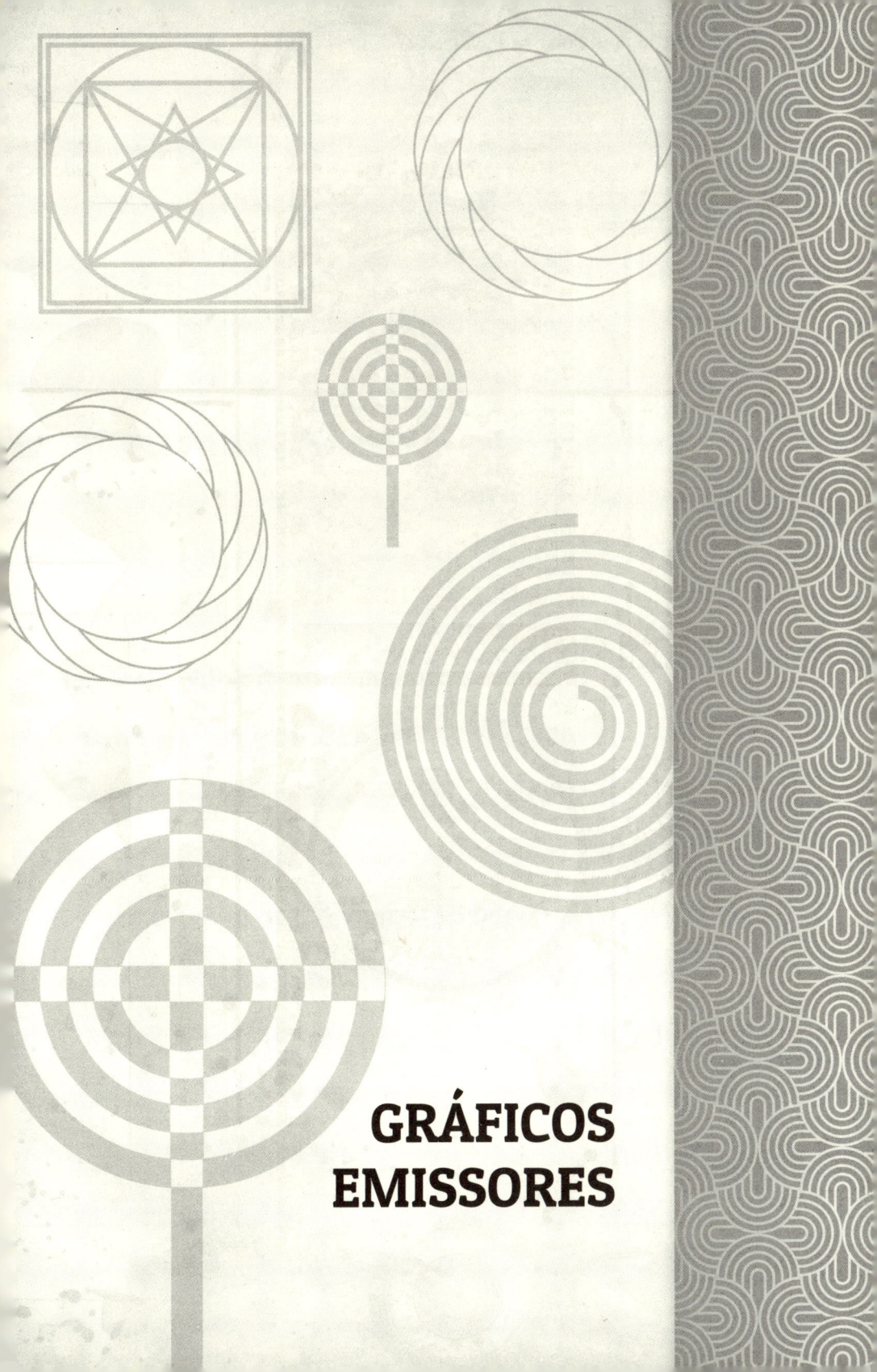

TURBILHÃO

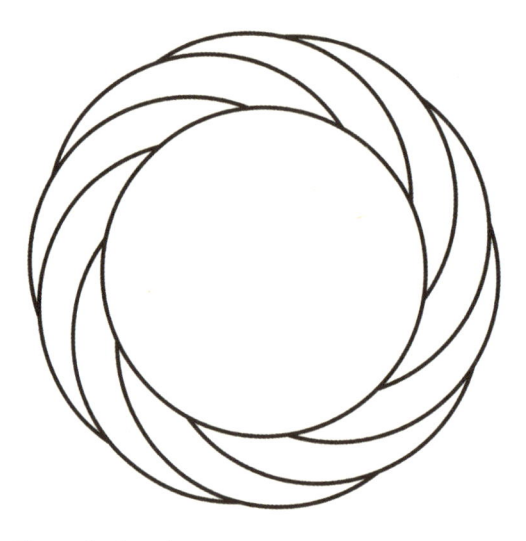

Dimensão do gráfico (para impressão): 14 cm x 14 cm

APLICAÇÕES:

- Ajudar em conquistas materiais, como emprego, bens materiais, melhora financeira etc.

- Pode ser utilizado em benefício de outra pessoa, fazendo uso de um testemunho e do objetivo a ser alcançado, ambos colocados no centro do gráfico.

COMO UTILIZAR:

- Não requer orientação espacial (norte-sul).
- Coloque o testemunho no centro do gráfico, juntamente com o corretor.
- Meça com a Radiestesia a necessidade do tempo de emissão e exposição.
- Gire o pêndulo no sentido horário no tempo determinado pela medição e deixe exposto pelo tempo necessário.

CRUZ ATLANTE

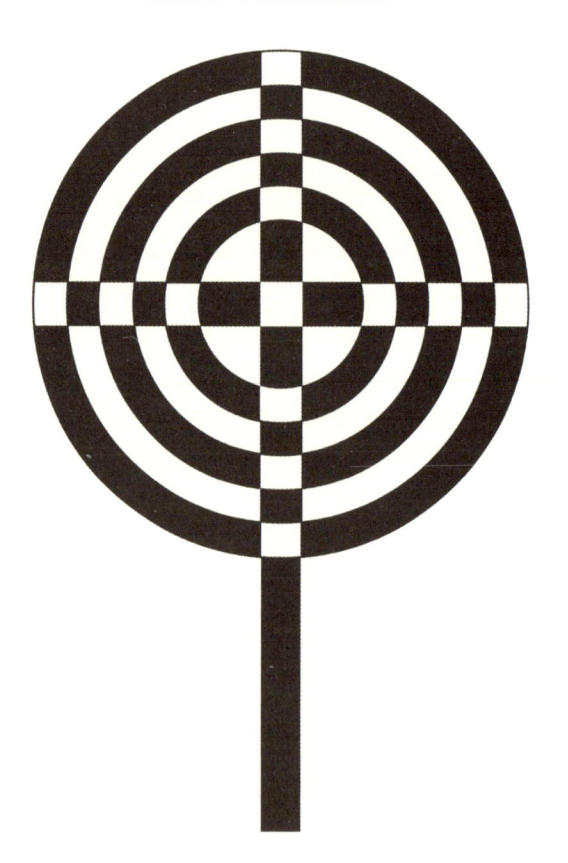

Dimensão do gráfico (para impressão): 13.5 cm x 20 cm

APLICAÇÕES:

É um forte gráfico emissor, utilizado especialmente para trabalhos com bens materiais, conquistas etc.

COMO UTILIZAR:

- Requer orientação espacial (norte-sul).

- Deve-se posicionar os componentes que formam o corretor (objetivos) no centro do gráfico.

- Deve-se posicionar o testemunho (por exemplo, uma foto, um fio de cabelo) na base da cruz ao sul (área indicada pela letra T).

- Coloque o testemunho no centro do gráfico, juntamente com o corretor.

- Meça com a Radiestesia a necessidade do tempo de emissão e exposição.

- Gire o pêndulo no sentido horário no tempo determinado pela medição e deixe exposto pelo tempo necessário.

PIRÂMIDE PLANA

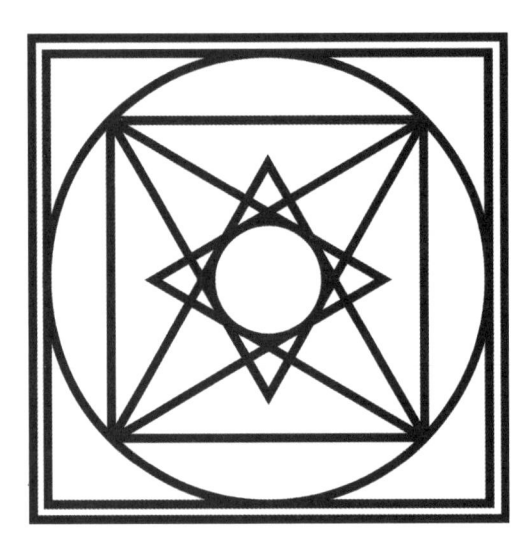

Dimensão do gráfico (para impressão): 14 cm x 14 cm

APLICAÇÕES:

- Tratar dores e pequenos problemas físicos, colocando o gráfico com uma das faces voltada para o local em questão, permanecendo assim por vários minutos. Pendule para determinar o tempo de exposição.

- Pode ser utilizado para alcançar bens materiais, arrumar emprego, atingir metas etc. Neste caso, utilize uma tira de papel previamente impregnada no Decágono. Como em outros gráficos, o poder de emissão a distância poderá ser aumentado com o uso de cristais.

- Muito utilizado em problemas gerais sem solução aparente ou quando já se esgotaram todos os recursos conhecidos – funciona como uma espécie de pronto-socorro radiestésico.

COMO UTILIZAR:

- Este gráfico representa as faces rebatidas de uma pirâmide.

- Não requer, obrigatoriamente, orientação espacial (norte-sul), porém a experiência mostra que a concentração energética no centro de pirâmides aumenta quando uma de suas faces está orientada a norte, o que pode potencializar o efeito do gráfico.

- Coloque o testemunho no centro do gráfico, juntamente com o corretor.

- Meça com a Radiestesia a necessidade do tempo de emissão e exposição.

- Gire o pêndulo no sentido horário no tempo determinado pela medição e deixe exposto pelo tempo necessário.

ESPIRAL

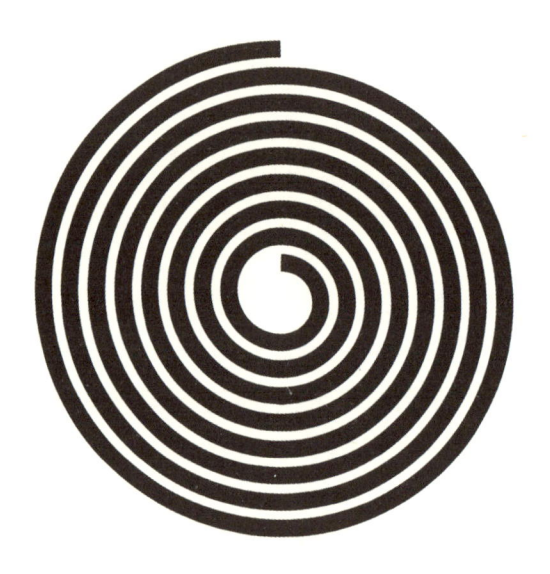

Dimensão do gráfico (para impressão): 15,5 cm x 15,5 cm

APLICAÇÕES:

Neutralizar qualquer energia desclassificada, deixando totalmente sem efeitos externos, neutralizando todo e qualquer componente energético externo desconhecido.

COMO UTILIZAR:

- Gráfico absolutamente neutro, que não inverte ondas, não altera polaridades e não acrescenta nenhum componente energético desconhecido ao trabalho radiestésico.

- Requer orientação espacial (norte-sul), posicionando a ponta inicial da espiral em direção ao norte.

- Coloque o testemunho no centro do gráfico, juntamente com o corretor.

- Meça com a Radiestesia a necessidade do tempo de emissão e exposição.

- Gire o pêndulo no sentido horário no tempo determinado pela medição e deixe exposto pelo tempo necessário.

GRÁFICOS COM APLICAÇÃO ANTIMAGIA E PROTEÇÃO

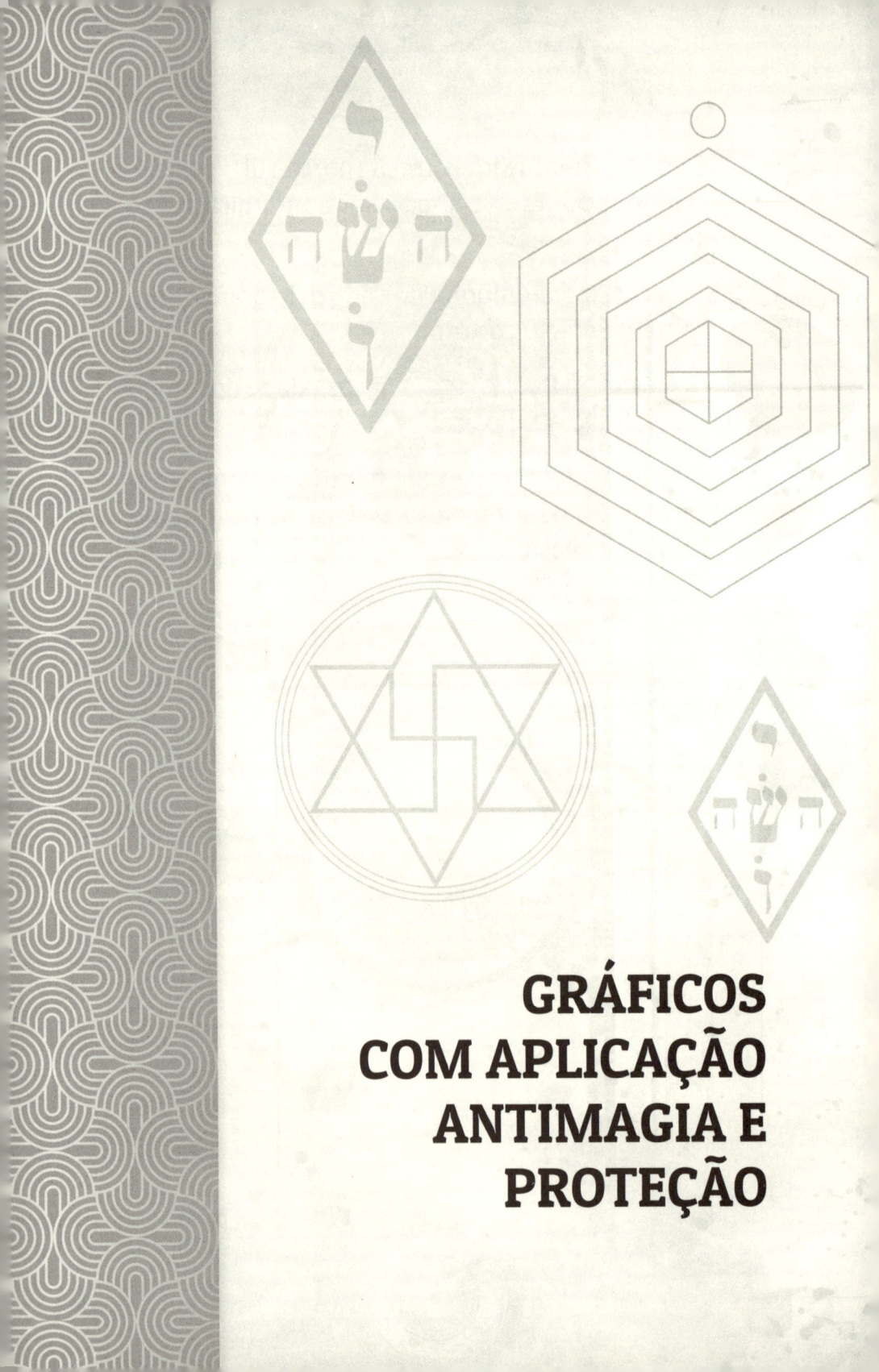

ANTIMAGIA

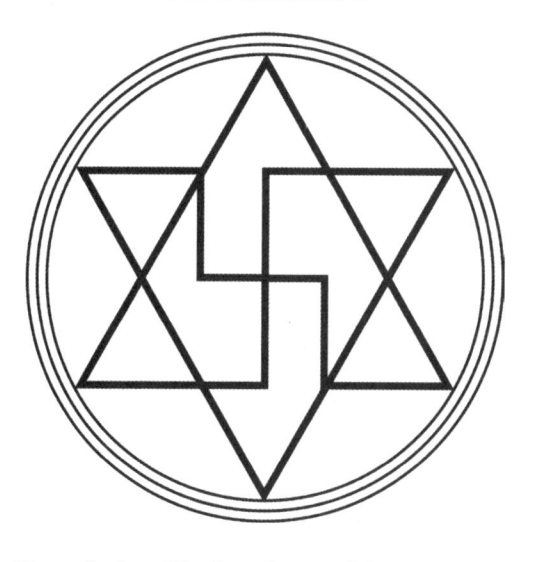

Dimensão do gráfico (para impressão): 14 cm x 14 cm

APLICAÇÕES:

- Eliminar, através do uso de testemunhos, estados de magia presentes em seres vivos, por isso, pode ser aplicado a distância.
- O tempo de emissão deve ser controlado radiestesicamente.

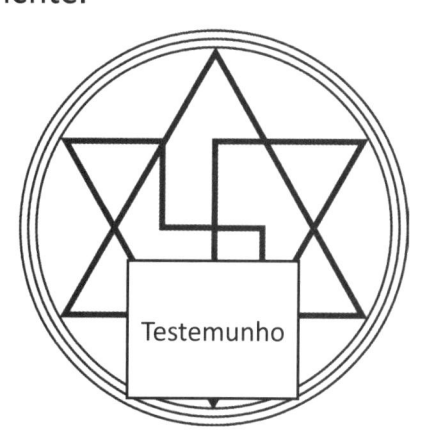

COMO UTILIZAR:

- Requer orientação espacial (norte-sul), posicionando a ponta orientada a norte.
- Coloque o testemunho no centro do gráfico, juntamente com o corretor.
- Meça com a Radiestesia a necessidade do tempo de emissão e exposição.
- Gire o pêndulo no sentido horário no tempo determinado pela medição e deixe exposto pelo tempo necessário.

ESCUDO

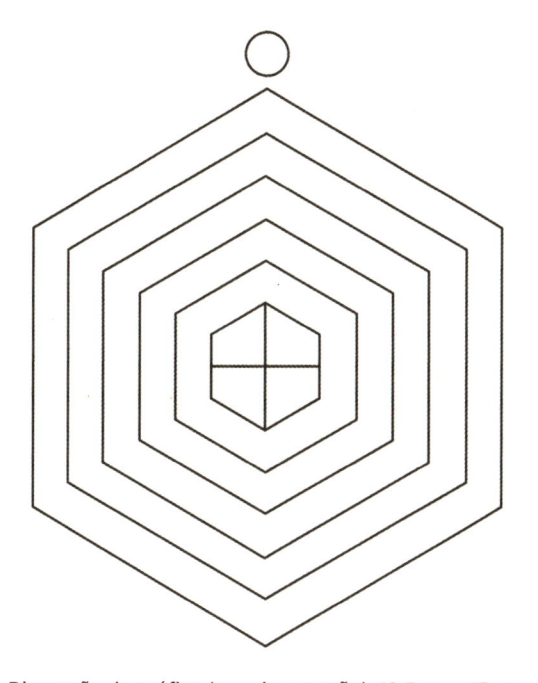

Dimensão do gráfico (para impressão): 13,5 cm x 17 cm

APLICAÇÕES:

- Estimula os mecanismos inconscientes ligados à autodefesa psíquica, os quais nos mantêm protegidos de ataques psíquicos efetuados.

COMO UTILIZAR:

- Já possui norte próprio, logo, não requer orientação espacial (norte-sul).

- Coloque o testemunho no centro do gráfico, juntamente com o corretor.

- Meça com a Radiestesia a necessidade do tempo de emissão e exposição.

- Gire o pêndulo no sentido horário no tempo determinado pela medição e deixe exposto pelo tempo necessário.

- Ao usar este gráfico, mantenha a ação sob controle, pois, apesar de efetivo, é também de saturação.

YOSHUA (OU NOME MÍSTICO DE JESUS)

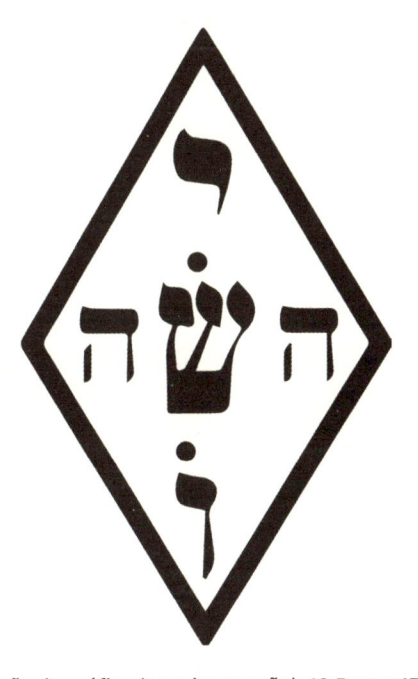

Dimensão do gráfico (para impressão): 10,5 cm x 17,5 cm

Este é o gráfico que traz o Nome Místico de Jesus, no entanto, a expressão grafada em hebraico significa: "O nome de Jesus nos Céus", remetendo ao momento da ascensão, do encontro do Filho com o Pai. É um Pantáculo de Descarga.

APLICAÇÕES:

- Expulsar as más vibrações do baixo astral. Gerar proteção contra os visitantes noturnos.

- Pode ser utilizado nas práticas de desenvolvimento espiritual para visualizar durante dois ou três minutos e estimular a conexão com o divino.

- Proteger contra mau-olhado, inveja e quaisquer outras entidades negativas de quaisquer esferas.

COMO UTILIZAR:

- Requer orientação espacial (norte-sul):
  - Quando usado na horizontal (deitado), o Yod (י) deve apontar para o norte.
  - Quando usado na vertical (em pé), o Yod (י) deve apontar para cima.

- Coloque o testemunho no centro do gráfico, juntamente com o corretor.

- Meça com a Radiestesia a necessidade do tempo de emissão e exposição.

- Gire o pêndulo no sentido horário no tempo determinado pela medição e deixe exposto pelo tempo necessário.

GRÁFICOS ESPECIAIS

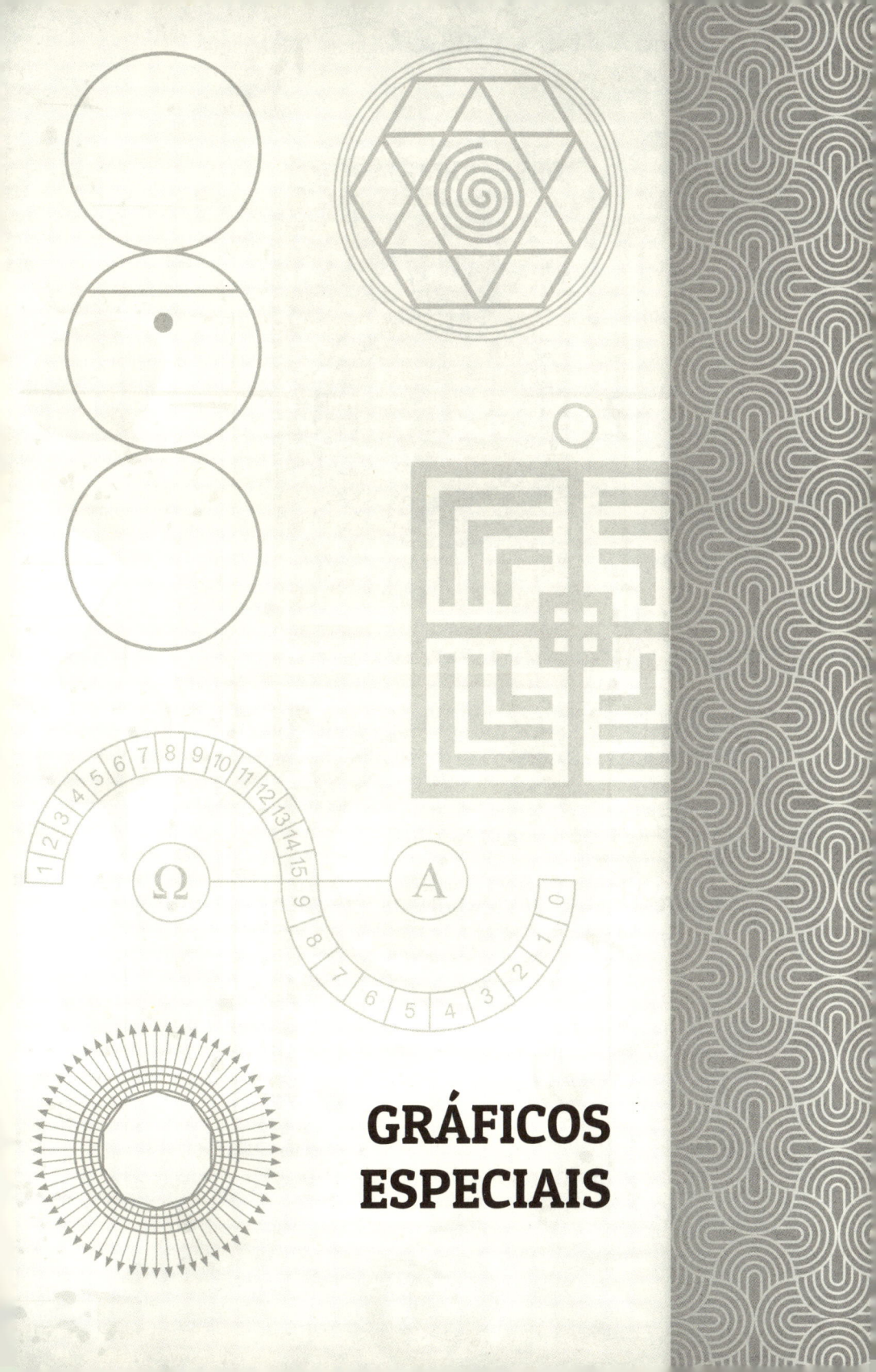

DESIMPREGNADOR

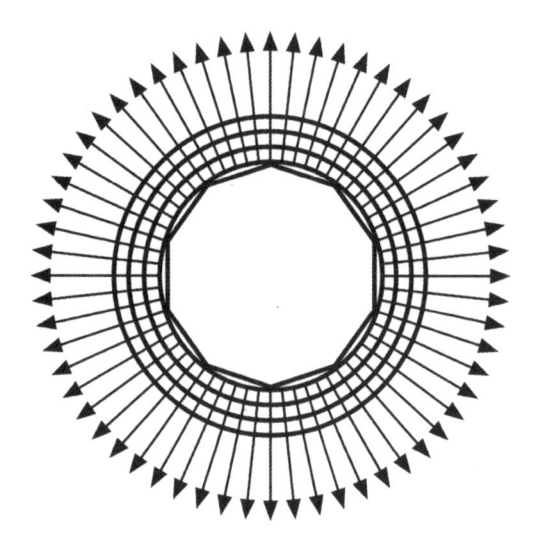

Dimensão do gráfico (para impressão): 14 cm x 14 cm

É composto por um decágono, quatro círculos concêntricos e flechas centrífugas.

APLICAÇÕES:

- Limpar energias negativas, telúricas ou deletérias dos ambientes.
- Limpar a energia de cristais.
- Desimpregnar testemunhos, objetos e gráficos saturados de trabalhos radiestésicos anteriores.
- Desimpregnar o campo sutil (aura) de pessoas, afastando pensamentos negativos e emoções viscerais.

COMO UTILIZAR:

- Único gráfico que não necessita ser desimpregnado.

- Não requer orientação espacial (norte-sul).

- Coloque o testemunho no centro do gráfico, juntamente com o corretor.

- Meça com a Radiestesia a necessidade do tempo de emissão e exposição.

- Gire o pêndulo no sentido horário no tempo determinado pela medição e deixe exposto pelo tempo necessário.

DESEMBARAÇADOR MATERIAL

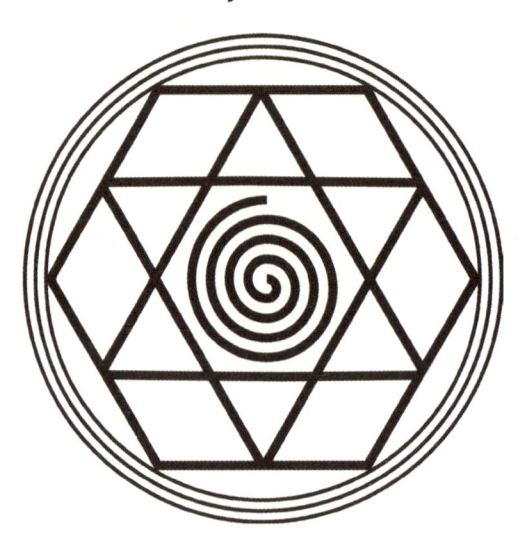

Dimensão do gráfico (para impressão): 14 cm x 14 cm

APLICAÇÕES:

- Desembaraçar situações materiais e estados mentais aparentemente sem solução ou sem saída.

- Facilitar projetos e conquistas materiais como, por exemplo, compra ou venda de veículos ou imóveis, resolução de processos judiciais, fechamento de negócios, atração de clientes, recebimentos atrasados etc.

- Pode ser utilizado em benefício de outra pessoa, fazendo uso de um objetivo a ser alcançado, seguido pelo testemunho, ambos colocados no centro do gráfico.

- Deve-se determinar com o pêndulo o tempo de exposição do gráfico. Investigue também a necessidade de vibrar o pêndulo no sentido horário e, caso afirmativo, por quanto tempo.

COMO UTILIZAR:

- Requer orientação espacial (norte-sul), posicionando a ponta externa da espiral orientada a norte.
- Coloque o testemunho no centro do gráfico, juntamente com o corretor.
- Meça com a Radiestesia a necessidade do tempo de emissão e exposição.
- Gire o pêndulo no sentido horário no tempo determinado pela medição e deixe exposto pelo tempo necessário.

DESEMBARAÇADOR EMOCIONAL

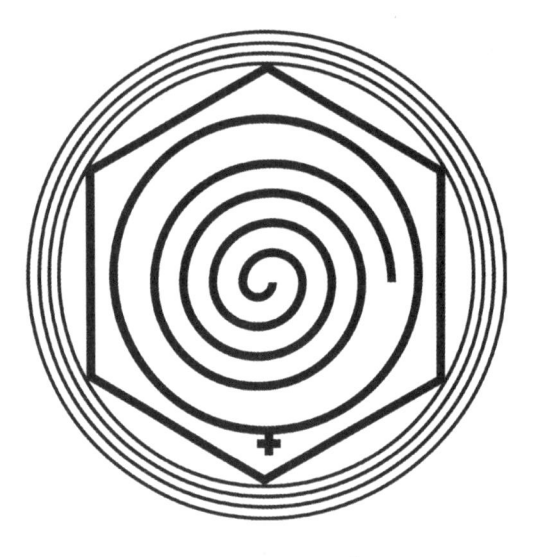

Dimensão do gráfico (para impressão): 14 cm x 14 cm

APLICAÇÕES:

- Dissolver vínculos e amarras de relacionamentos desequilibrados, baseados em apego e carência.

- Desembaraçar relacionamentos afetivos estagnados e limpar laços energéticos com relacionamentos do passado.

- Harmonizar e equilibrar relacionamentos familiares onde há raiva, ódio, desprezo, rancor, culpa e falta de perdão.

- Pode ser utilizado em benefício de outra pessoa, fazendo uso de um testemunho e objetivo a ser alcançado, ambos colocados no centro do gráfico.

COMO UTILIZAR:

- Requer orientação espacial (norte-sul), posicionando a cruz orientada a sul.
- Coloque o testemunho no centro do gráfico, juntamente com o corretor.
- Meça com a Radiestesia a necessidade do tempo de emissão e exposição.
- Gire o pêndulo no sentido horário no tempo determinado pela medição e deixe exposto pelo tempo necessário.

ÔMEGA-ALFA

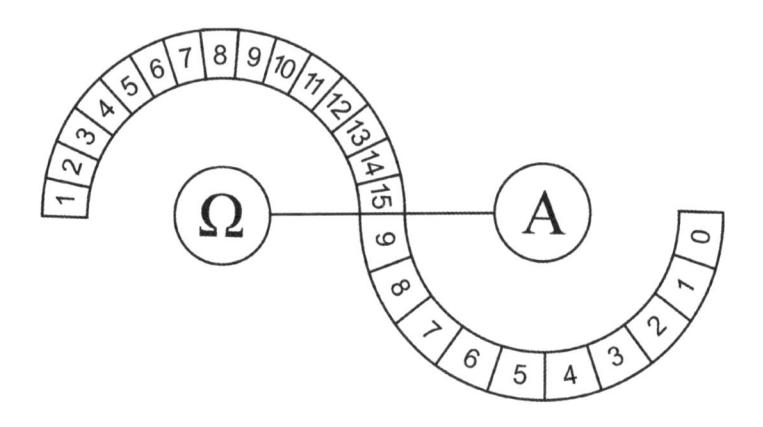

Dimensão do gráfico (para impressão): 12,5 cm x 23 cm

APLICAÇÕES:

Seu propósito é determinar sequências numéricas e quantidade de círculos para criar gráficos radiestésicos mais específicos, como o Alta Vitalidade. Para isto, siga os passos abaixo:

• **1.** Escreva numa tira de papel a expressão exata daquilo que se deseja do gráfico a ser criado, por exemplo: "antidor", "anti-insônia", "anticarência", "antidepressão", "elimina gordura localizada" etc. Seja específico e objetivo com sua intenção para o gráfico. Essa tira de papel será a sua referência visual.

• **2.** Coloque o pêndulo no centro do gráfico, sobre a linha que separa os algarismos 15 e 9. Imponha ao pêndulo o estado de captação, concentre-se na referência visual e formule a seguinte pergunta (audível ou mentalmente): por esta técnica, é possível exprimir numericamente a força cósmica apropriada a esta finalidade?

3. Se a resposta for positiva, posicione a referência visual sobre a letra Ômega (Ω), seguida pelo pêndulo.

4. Coloque o pêndulo em estado de captação sobre a letra Ômega (Ω) e pergunte: quantos algarismos formam a sequência numérica procurada? E anote a quantidade de algarismos determinada.

5. Em seguida, mova a referência visual para a letra Alfa (A), assim como o pêndulo em estado de captação.

6. Com a mão livre, posicione seu dedo indicador (como dedo antena) sobre o número 1 na região de Ômega. Neste momento, o pêndulo indicará o primeiro algarismo da sequência numérica procurada; anote.

7. Agora, coloque o dedo antena sobre o número 2 na região de Ômega, a fim de determinar o segundo algarismo da sequência numérica procurada. Anote e repita o processo sucessivamente, até chegar ao número de algarismos previamente definido.

8. Obtida a sequência numérica procurada, anote-a em uma tira de papel e coloque-a sobre a linha Ômega-Alfa (entre as casas 15 e 9). Confirme se esta sequência é realmente a procurada, se está correta, e se ela realmente exprime a força cósmica daquilo que se deseja obter através do gráfico em construção. Em caso negativo, repita todos os passos desde o início até atingir o número correto.

9. Uma vez confirmada a sequência numérica, coloque a tira de papel sobre a letra Ômega (Ω), seguida pelo pêndulo em estado de captação, e pergunte: quantos círculos compõem o gráfico final para o objetivo desejado? E anote o número de círculos.

10. Trace os círculos de forma concêntrica (mesmo centro) e equidistante (mesma distância entre os círculos).

Observações importantes

Para que a Radiestesia de envio a distância seja eficaz, a forma e a geometria dos gráficos precisam ser muito bem definidas. Por isso, é essencial que o papel do gráfico seja branco, e a fonte seja preta, simples e muito bem legível, e que a espessura dos círculos seja suficientemente grossa. Como sugestão, utilize:

- Fonte (sempre em negrito): **Arial**, **Helvetica** ou **Times New Roman**. O tamanho da fonte depende do tamanho do gráfico.

- Espessura dos círculos: de 2 pt (—) a 4 pt (—). A espessura depende do tamanho do gráfico.

O espaçamento entre os círculos é livre, desde que seja estritamente o mesmo entre todos eles. Como sugestão, utilize um espaçamento de 0,5 a 1 cm entre os círculos.

As dimensões do gráfico não são críticas, entretanto, o diâmetro mínimo do círculo externo deve ter entre 10 e 12 cm, e os algarismos escritos em letra grossa (negrito). Utilize o pêndulo para determinar as dimensões mais indicadas para o seu gráfico.

Veja a seguir um exemplo gerado com o Ômega-Alfa seguindo os passos acima:

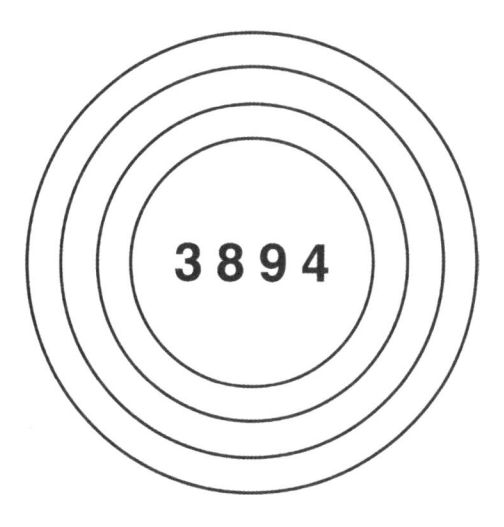

3 8 9 4

Gráfico Elimina Gordura Corporal em Excesso com Saúde e Felicidade

- Tamanho do gráfico impresso (diâmetro do círculo externo): 14 cm x 14 cm
- Espaçamento entre os círculos: 2 cm no diâmetro, ou 1 cm de cada lado.
- Fonte da sequência numérica: Helvetica Negrito, tamanho 42.
- Espessura dos círculos: 4 pt (▬).

COMO UTILIZAR:

- Não requer orientação espacial (norte-sul).
- Coloque o testemunho no centro do gráfico, juntamente com o corretor.
- Meça com a Radiestesia a necessidade do tempo de emissão e exposição.
- Gire o pêndulo no sentido horário no tempo determinado pela medição e deixe exposto pelo tempo necessário.

TRI-CÍRCULO

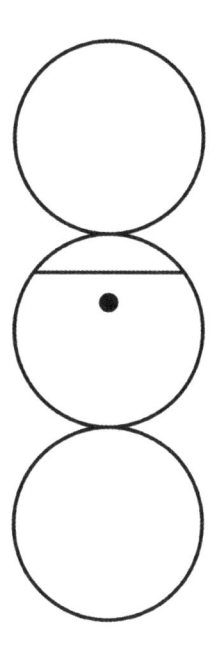

Dimensão do gráfico (para impressão): 10 cm x 26 cm

APLICAÇÕES:

- Este é um gráfico emissor cuja principal propriedade é enviar a energia própria de corretivos físicos, tais como tratamentos fitoenergéticos, florais, essências, cores, pedras e cristais etc.

- O testemunho do alvo da prática deve ser colocado no círculo de baixo, enquanto os corretivos vão no de cima.

COMO UTILIZAR:

- Requer orientação espacial (norte-sul), apontando o círculo superior para o norte e o inferior para o sul.

- Coloque o testemunho no centro do gráfico, juntamente com o corretor.

- Meça com a Radiestesia a necessidade do tempo de emissão e exposição.

- Gire o pêndulo no sentido horário no tempo determinado pela medição e deixe exposto pelo tempo necessário.

MESA D'AMIENS

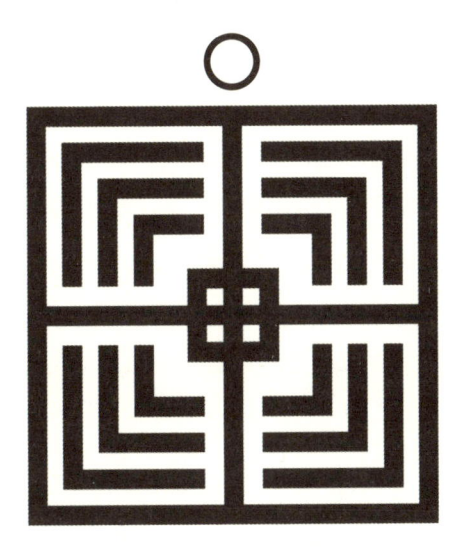

Dimensão do gráfico (para impressão): 18 cm x 20,5 cm

APLICAÇÕES:

- Este gráfico é do tipo emissor, porém, não só é capaz de enviar ondas a distância, como também realiza emissões longas e suaves.

- Por ser relativamente maior que os demais gráficos emissores, fornece uma maior estabilidade em relação a energias desarmônicas.

COMO UTILIZAR:

- O círculo a norte deve, obrigatoriamente, ser vazado.

- Requer orientação espacial (norte-sul), apontando o círculo superior para o norte.

- Para enviar energia a distância, oriente o gráfico a norte conforme instrução anterior. Coloque o testemunho do alvo da prática no centro e, sobre ele, o corretivo (objetivo desejado). Por fim, determine com o pêndulo o tempo de exposição do gráfico. Investigue também a necessidade de vibrar o pêndulo no sentido horário e, caso afirmativo, por quanto tempo.

- Para envios mais potentes, pode ser colocado sob um concentrador piramidal (pirâmide de cobre, madeira ou cristal gerador), com ambos orientados a norte. Neste caso, o Mesa D'Amiens também pode ser usado como um materializador, semelhante ao gráfico decágono. Para este fim, escreva numa tira de papel aquilo que deseja materializar e posicione no centro do gráfico.

VESICA PISCIS

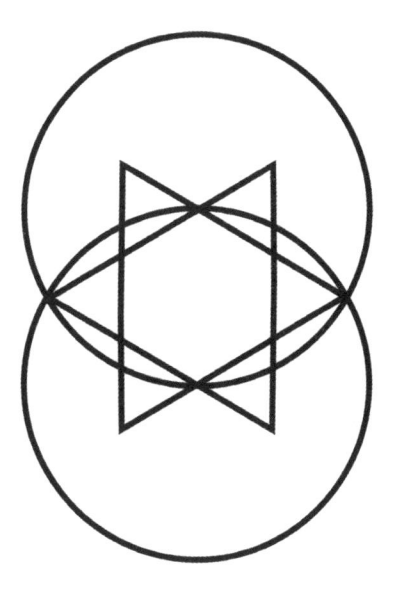

Dimensão do gráfico (para impressão): 15 cm x 22,2 cm

Gráfico originado a partir da interseção de dois círculos, com a adição de uma Estrela de Davi. Este gráfico emissor é uma das referências à energia do cristo, representando a união entre céu e terra.

APLICAÇÕES:

- Trata desequilíbrios emocionais como apego, carência, rancor, ódio, mágoas, tristezas em geral e materialismo excessivo.

- Abastece o corpo físico de energia vital de forma equilibrada, restaurando todas as camadas da aura.

- Promove o equilíbrio gradual de todos os chacras, a partir do cardíaco.

- Equilibra ambientes removendo excessos ou abastecendo o local com mais energia, limpando-o de energias deletérias e desclassificadas ao longo do processo.

- É um gráfico curinga, que pode ser usado para suspender crises emocionais, padrões psíquicos negativos e quaisquer outros desequilíbrios do alvo da prática.

COMO UTILIZAR:

- Não requer orientação espacial (norte-sul).

- Para usá-lo, coloque em seu centro um testemunho do alvo da prática (pessoa, animal ou ambiente) e, sobre este, o corretivo (objetivo desejado).

- Determine com o pêndulo o tempo de exposição do gráfico. Investigue também a necessidade de vibrar o pêndulo no sentido horário e, caso afirmativo, por quanto tempo.

- Pode ter seus efeitos potencializados se colocado sob um concentrador piramidal orientado a norte (pirâmide de cobre, madeira ou cristal gerador).

NOVE CÍRCULOS

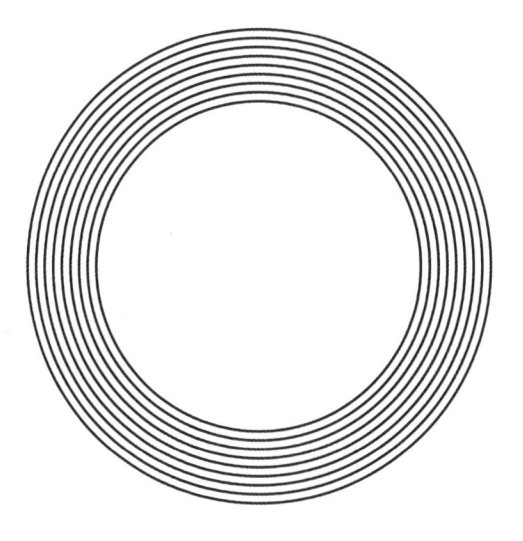

Dimensão do gráfico (para impressão): 14 cm x 14 cm

APLICAÇÕES:

- Proteger contra energias externas negativas e desqualificadas.

- Proteger bens materiais (carros, residências, apartamentos, joias e outros bens de valor), locais, objetos diversos e seres vivos em geral (pessoas, animais, plantas).

- Também é possível proteger comércios, negócios, tomadas de decisão, processos judiciais, eventos (casamentos, formaturas, aniversários, viagens, voos etc.).

- Protege contra roubos, assaltos, desastres, incêndios etc.

- Pessoas podem ser protegidas contra, por exemplo, doenças, inveja, olho gordo, ciúmes, maldições, magias negativas, energias espirituais intrusas, vibrações intencionais negativas de fracasso ou insucesso, roubos, assaltos etc.

- Plantas ou plantações podem ser protegidas contra, por exemplo, pragas, alagamentos ou infestações.

- No caso de eventos como testes, provas, exames ou vestibulares, é possível usar este gráfico para gerar proteção contra pensamentos externos ao assunto do teste, distrações, confusões, formando uma proteção energética completa durante o evento.

COMO UTILIZAR:

- Não requer orientação espacial (norte-sul).

- Para gerar proteção a distância, inclua o testemunho do alvo da prática no centro do gráfico e, sobre este, uma tira de papel com o corretivo (objetivo desejado) previamente valorizado no decágono, por exemplo, proteção energética total, segurança, integridade física, integridade material, blindagem espiritual perfeita etc. Uma vez colocados o testemunho e o corretivo no centro do gráfico, coloque tudo sob um concentrador energético piramidal orientado a norte (pirâmide de cobre, madeira ou cristal gerador).

- Determine com o pêndulo o tempo de exposição do gráfico. Investigue também a necessidade de vibrar o pêndulo no sentido horário e, caso afirmativo, por quanto tempo.

MERKABAH

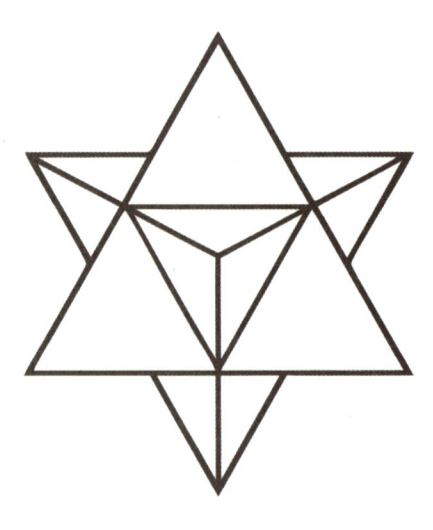

Dimensão do gráfico (para impressão): 15 cm x 15 cm

A merkabah é um dos mais antigos símbolos utilizados por aqueles que buscam o desenvolvimento espiritual, sendo formada por duas pirâmides interconectadas (uma apontando para cima, e a outra, para baixo).

Cada pirâmide representa as polaridades opostas de cada aspecto que compõe a Criação: quente e frio, luz e sombra, dia e noite, Céu e Terra, matéria e energia etc., e, em seu interior, nós. Por este motivo, compreender como tudo se equilibra no Todo e respeitar o fluxo e o refluxo do Universo são posturas que ativam a merkabah.

A merkabah é considerada um veículo de luz, e nela a pirâmide que aponta para baixo gira para um lado, enquanto a que aponta para cima gira para o outro — o sentido do giro varia de pessoa para pessoa.

Quanto maior é o nível de dedicação, disciplina e comprometimento da pessoa com sua evolução espiritual, isto é, quanto mais ela estuda e, principalmente, coloca em prática aquilo que estuda, mais ela tem controle sobre os impulsos do seu ego negativo, evitando ser controlada por ele.

Quanto menor é o efeito do ego negativo sobre a consciência do indivíduo, menor é a resistência ao giro da merkabah e, quanto mais rápida a merkabah gira, mais fácil se torna a conexão com as esferas superiores. Logo, quanto maior o quilate espiritual da pessoa, mais rápido o giro de sua merkabah.

Utilizar este gráfico possibilita que as resistências geradas pelo ego negativo de cada um sejam neutralizadas, acelerando (de forma segura) o crescimento e o desenvolvimento espiritual da pessoa cujo nome esteja posicionado ao centro do gráfico.

APLICAÇÕES:

- Neutraliza efeitos do ego negativo, tais como sentimentos baseados no medo, excesso de controle sobre tudo, insegurança pessoal, compulsões, consumismo excessivo, mágoas, carência e codependência emocional.

- Equilibra o fluxo energético da energia vital pelos chacras e meridianos da pessoa, pois une o material ao imaterial.

- Para aqueles que ainda não despertaram para a realidade espiritual, este gráfico age como um protetor energético e fornece melhores condições para desenvolver o discernimento na hora das escolhas.

- Além disso, para aqueles que já estão no caminho do desenvolvimento espiritual, a merkabah melhora a conexão individual com o Divino, o que facilita a obtenção de mais inspirações, equilíbrio emocional e a percepção do plano de Deus em ação mesmo nos momentos desafiadores.

- Caso tenha seu uso confirmado pela Radiestesia, deixar a merkabah exposta continuamente em ambientes gera uma atmosfera onde trabalhos espirituais (como limpezas energéticas profundas, apometria, regressões terapêuticas, constelações etc.) são facilitados e amparados pela espiritualidade. Por este motivo, manter uma merkabah, por exemplo, num consultório terapêutico aumenta a capacidade intuitiva do terapeuta, o que pode gerar melhores resultados.

- Como é um gráfico pautado no equilíbrio, a merkabah é totalmente segura, ou seja, sua utilização (mesmo por uma pessoa menos experiente) não é capaz de gerar qualquer mal ou desordem.

- Pode também ser usado como um gráfico protetor de ordem energética e espiritual. Por isso, seu uso é indicado em casos de depressão, crises de pânico e ansiedade, insônia e desordens do sono, iniciações e demais cerimônias espirituais.

COMO UTILIZAR:

- Requer orientação espacial (norte-sul), alinhando uma das pontas da pirâmide em perspectiva com o norte.

- Coloque o testemunho no centro do gráfico, juntamente com o corretor.

- Meça com a Radiestesia a necessidade do tempo de emissão e exposição.

- Gire o pêndulo no sentido horário no tempo determinado pela medição e deixe exposto pelo tempo necessário.

- Tanto o corretivo (ou objetivo desejado), quanto o testemunho vão ao centro do gráfico, sendo que o corretivo fica abaixo do testemunho.

- Assim como cada indivíduo possui sua própria merkabah, um mesmo gráfico não deve ser usado com mais de um testemunho ao mesmo tempo.

FLOR DA VIDA

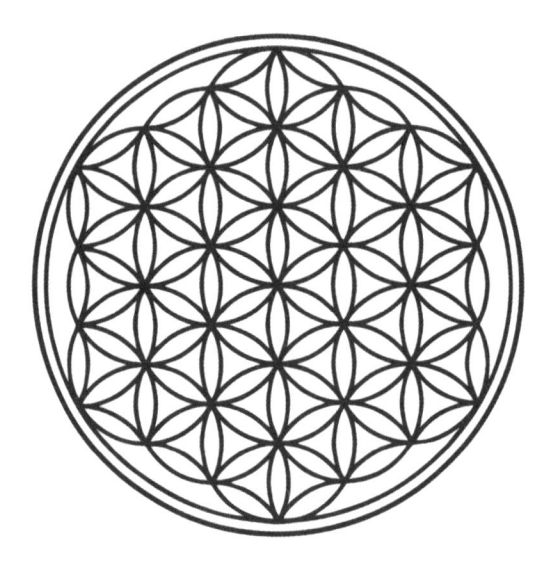

Dimensão do gráfico (para impressão): 15 cm x 15 cm

A Flor da Vida é uma geometria sagrada que representa o próximo estado após a Semente da Vida (outra geometria sagrada). Como a Semente da Vida está presente na Flor da Vida, decidimos explorar a segunda, pois, ao fazermos isso, já adicionamos os efeitos da Semente da Vida também.

Enquanto a Semente ancora e concentra a energia criadora do Universo, possibilitando, por exemplo, a aceleração da conquista de metas e desejos (como curas emocionais, superações físicas, abertura de caminhos etc.), a Flor da Vida traz uma energia não só de criação, mas também de multiplicação.

Inscrita nos sete círculos, a Flor da Vida tanto equilibra, quanto protege as sete esferas que compõem nossa existência, que são os aspectos: físico, emocional, mental, espiritual, manifestado, iluminado e imaterial. Ainda, os sete círculos são concentradores energéticos que, quando ativados, direcionam energia para a Semente da Vida (no centro do gráfico), fazendo com que o testemunho receba e se sintonize na frequência do corretivo de forma infinitamente amplificada.

A Semente da Vida (ao centro) é formada pela intersecção de sete círculos de mesmo diâmetro, configuração que forma um padrão simétrico de seis pétalas (replicado ao longo da Flor da Vida). Esta composição faz com que outros efeitos esperados do uso da Flor da Vida sejam: o equilíbrio geral em situações genéricas, aumento de ideias criativas, percepção de soluções para problemas difíceis de resolver, aumento da intuição, facilidade de se conectar com o Divino em processos meditativos ou atendimentos terapêuticos, redução drástica e sensível de ansiedade, estados depressivos e autodestrutivos, por induzir estados relaxados com maior facilidade.

APLICAÇÕES:

- Acelerar a conquista de metas e objetivos de forma leve, por exemplo:
    - Materiais: vender ou comprar bens (casas, apartamentos, terrenos, veículos etc.), resol-

ver problemas judiciais (processos travados, inventários), favorecer situações desejadas (aprovação em concursos, provas ou exames, recebimento de presentes, descontos, vantagens ou benefícios etc.), manifestar vontades (viagens, encontros, oportunidades, fechamento de contratos ou negociações etc.).

- Físicos: tratar doenças no corpo físico, acelerar processos cicatrizantes, melhorar estados físicos e emocionais pré e pós-cirúrgicos.

- Emocionais: equilibrar quaisquer emoções desalinhadas (síndrome do pânico, ansiedade, estados depressivos ou autodestrutivos, raiva, ódio, rancor, mágoas, traumas).

- Espirituais/energéticos: estabilização dos corpos sutis, substituição de bloqueios energéticos negativos pela Energia Vital Universal, blindagem áurica, elevação de frequência (que contribui também para curas emocionais), alinhamento com estados de consciência superiores.

- Aumentar a percepção extrafísica (intuição).

- Multiplicar aquilo que já existe, principalmente em casos não egoístas, por exemplo: mais prosperidade para fulano e sua família, mais saúde para sicrana e seu marido etc.

- Em virtude da Semente da Vida no centro, este gráfico estimula concepções físicas (gravidez) em pessoas ou animais, assim como a concepção de novas ideias ou projetos prósperos.

- É um gerador de paz e tranquilidade, além de potente estimulador de boas práticas e bons costumes, podendo ser usado para estabelecer esta energia em ambientes ou enviar a distância para quem estiver passando por situações desafiadoras (para tal, use um corretivo posicionado debaixo do testemunho).

- Usada durante práticas energéticas e espirituais, a Flor da Vida facilita a elevação da consciência para a conexão com planos sutis mais elevados, o que aumenta os resultados das práticas, por exemplo: regressões terapêuticas, sensibilidade ao campo durante constelações familiares, processos iniciáticos ou envio de Reiki a distância etc.

COMO UTILIZAR:

- Não requer orientação espacial (norte-sul).

- Coloque o testemunho no centro do gráfico, juntamente com o corretor.

- Meça com a Radiestesia a necessidade do tempo de emissão e exposição.

- Gire o pêndulo no sentido horário no tempo determinado pela medição e deixe exposto pelo tempo necessário.

NÓ INFINITO

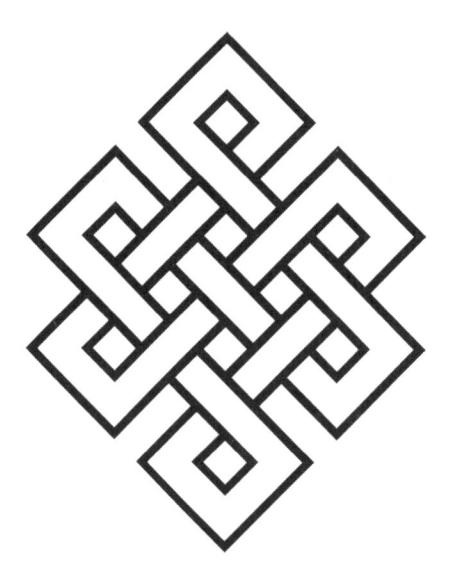

Dimensão do gráfico (para impressão): 15 cm x 15 cm

Apesar de antigo e presente em algumas religiões ou culturas (como a cultura celta, o budismo e hinduísmo), o Nó Infinito não é uma geometria sagrada — por não se tratar de um padrão recorrente na natureza ou no universo. Mesmo assim, não deixa de ter valor ou efeitos positivos que possam interessar aos radiestesistas.

O Nó Infinito representa a interconectividade de tudo com o Todo, a inter-relação entre todos os seres e todas as coisas. Sob o viés da espiritualidade, este gráfico representa a união de todas as polaridades opostas, isto é, tudo aquilo que é dual, com este gráfico, se conecta.

Se somos seres espirituais vivendo experiências humanas, Céu e Terra podem ser unidos com o Nó Infinito, assim como: intelecto e emoção, sabedoria e compaixão, atitude e ponderação, humildade e individualidade ou, generalizando: pessoa (testemunho) mais alguma qualidade (corretivo).

Por representar a união do Vazio com a Criação, o Nó Infinito é capaz de tirar qualquer ser dos diversos níveis de engano: fascínio (engano em nível emocional), ilusão (engano em nível mental) e mayā (ou "a irrealidade", engano em nível espiritual).

Em resumo, o Nó Infinito é a representação gráfica da união e inseparabilidade entre todas as coisas e seres que existem.

APLICAÇÕES:

- Acaba com sentimento de abandono ou solidão que pode resultar em depressão.

- Reduz chances de assédio espiritual, por unir a energia da pessoa àquela de Deus.

- Gera o equilíbrio no eixo razão-emoção das pessoas, isto é, aterra pessoas que são muito sensíveis ou emotivas, e sensibiliza pessoas muito racionais ou objetivas.

- Gera harmonia em pessoas conflituosas, por acabar com percepções separatistas originadas no ego.

- Como age para eliminar os enganos a nível emocional, mental e espiritual, este gráfico resulta no desenvolvimento da intuição, união e tolerância.

- Gera paz interior durante momentos ou situações desafiadoras ao longo do dia, o que favorece escolhas, posturas e ações melhores, mais ponderadas e equilibradas.

COMO UTILIZAR:

- Requer orientação espacial, orientando o eixo curto (ou menor) ao eixo norte-sul.

- Coloque o testemunho no centro do gráfico, juntamente com o corretor.

- Meça com a Radiestesia a necessidade do tempo de emissão e exposição.

- Gire o pêndulo no sentido horário no tempo determinado pela medição e deixe exposto pelo tempo necessário.

SRI YANTRA

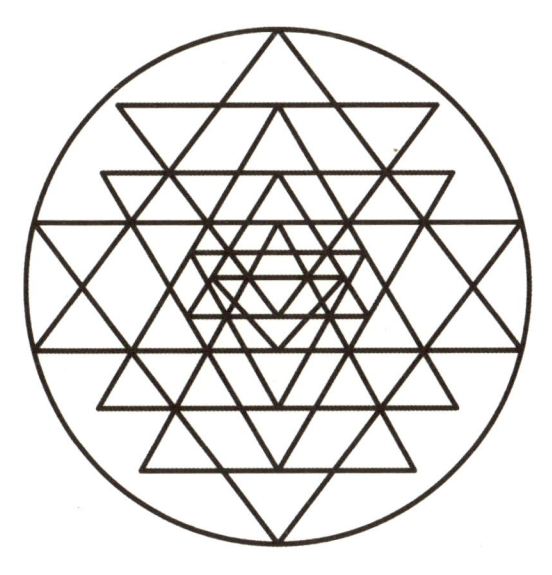

Dimensão do gráfico (para impressão): 15 cm x 15 cm

O Sri Yantra (lê-se: *shrí iântra*) é um desenho sagrado muito respeitado no hinduísmo, formado por nove triângulos – quatro apontando para cima e cinco para baixo. Todos os triângulos que formam este padrão têm seu centro orientado sobre um mesmo ponto: o *bindu*.

Do ponto de vista das polaridades, os triângulos para cima representam o masculino, a ação, a iniciativa, o *yang*, ou seja, a força motriz do Universo que faz com que tudo aconteça; os triângulos para baixo representam o feminino, a introspecção, o acolhimento, o *yin*, ou seja, o berço gerador do Universo onde tudo germina.

Ainda em perspectiva, os triângulos para cima representam a espiritualidade, os planos astrais, o Eu Divino e a inspiração que vem do alto; enquanto os que têm sua ponta para baixo representam a matéria, o plano físico, o Eu Terreno e a manifestação da vontade divina. No centro disso tudo, unindo todos os aspectos, está o *bindu*. O ponto central do Sri Yantra converge todas as forças da Criação, motivo pelo qual ele é vastamente usado para levar a Deus os pedidos pessoais de cada um, assim como orações escritas, desejos, metas, sonhos e demais vontades.

APLICAÇÕES:

- Gerar equilíbrio entre as polaridades *yin* e *yang*, feminino e masculino, Céu e Terra, ação e calmaria etc.

- Acelerar a conquista de metas colocando corretivo (objetivo) e testemunho, nesta ordem, sobre o ponto *bindu*.

- Por conectar energias sutis a energias terrenas, o Sri Yantra é um potente eliminador de energias negativas, assumindo um papel de filtro de ambiente.

- Faz a pessoa ser um reservatório de equilíbrio e positividade equilibrada.

- Ajuda a pessoa a saber a hora certa para agir ou não agir, pois conecta a Vontade Divina com a Terra, respeitando o ritmo do fluxo-refluxo do Universo.

- Usado em ambientes, gera harmonia, paz no lar, equilíbrio energético e saúde, além de acabar com brigas, discussões e embates baseados no ego negativo.

- Pode ser usado quando uma pessoa está perdida, procurando soluções criativas para problemas, ou para ter inspirações sobre o que fazer quando sentir que a vida está estagnada.

- Usado durante processos meditativos, o Sri Yantra ajuda a clarear a mente e os pensamentos.

- Ajuda a limpar a mente e reestabelecer o foco mental para o objetivo.

Como utilizar:

- Requer orientação norte-sul, orientando os quatro triângulos superiores para norte (quando usado na horizontal) ou para cima (vertical).

- Coloque o testemunho no centro do gráfico, juntamente com o corretor.

- Meça com a Radiestesia a necessidade do tempo de emissão e exposição.

- Gire o pêndulo no sentido horário no tempo determinado pela medição e deixe exposto pelo tempo necessário.

PACIÊNCIA

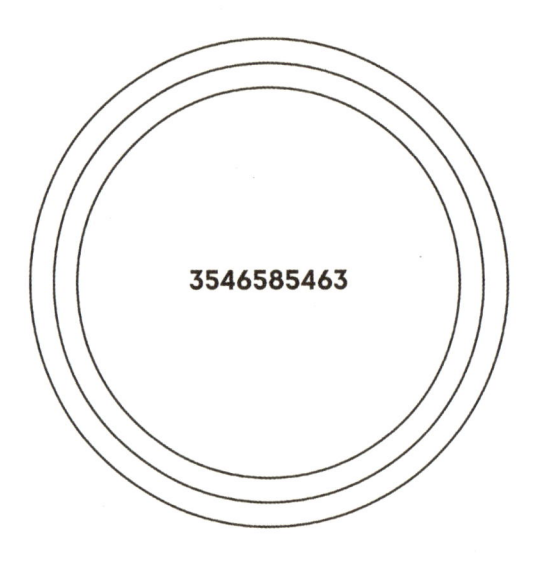

3546585463

Dimensão do gráfico (para impressão): 15 cm x 15 cm

APLICAÇÕES:

- Reduz drasticamente o estresse e ajuda no controle da ansiedade.

- Estimula as pessoas a saberem esperar o tempo certo das coisas, com uma postura saudável enquanto se espera.

- Desenvolve a calma, controla acessos de raiva e outras erupções emocionais.

- Auxilia em tomadas de decisões mais assertivas, pois elimina na raiz as escolhas impulsivas.

- Ajuda a pessoa a manter o equilíbrio emocional diante de situações desafiadoras e dificuldades da vida.

- Aumenta a empatia e a capacidade de conexão pessoal.

- Ajuda a desenvolver habilidades de comunicação, assim como o crescimento pessoal e profissional.

- Estimula o discernimento e a ponderação, por fazer com que a pessoa seja menos impulsiva e acelerada.

- Melhora relacionamentos desestabilizados pela falta de paciência com a outra parte ou por cobranças excessivas.

- Ajuda na conquista de metas de médio e longo prazo, por conter a ansiedade por resultados imediatos.

- Facilita o desenvolvimento da disciplina e impede que se desista de um objetivo no meio do caminho, por exemplo: dieta, emagrecimento, juntar dinheiro etc.

- Gera perseverança, resiliência e capacidade de priorização.

COMO UTILIZAR:

- Não requer alinhamento norte-sul.
- Não requer o uso de corretivos ou objetivos.
- Basta apenas colocar o testemunho no centro do gráfico.
- Meça com a Radiestesia a necessidade do tempo de emissão e exposição.
- Gire o pêndulo no sentido horário no tempo determinado pela medição e deixe exposto pelo tempo necessário.

LIMPEZA ENERGÉTICA

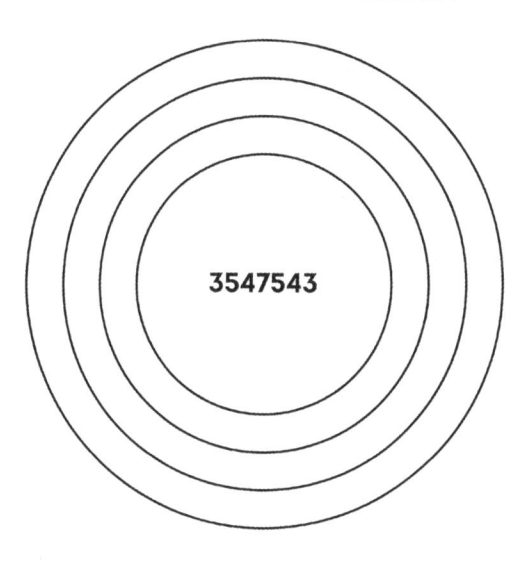

3547543

Dimensão do gráfico (para impressão): 15 cm x 15 cm

APLICAÇÕES:

- Remover energias negativas de pessoas, animais, plantas, ambientes, veículos e outros testemunhos.

- Promove a elevação da frequência dos seres vivos, gerando mais saúde e impedindo a instalação de doenças no corpo físico.

- Limpa e equilibra os chacras, remove bloqueios energéticos dos meridianos e canais energéticos das pessoas.

- Previne acessos de raiva, elimina medos e traumas somatizados na aura, elimina ansiedade e acaba com a desvitalização energética que gera depressão.

- Por promover a limpeza energética total e completa de seres vivos, impede que assédios espirituais negativos e comportamentos obsessivos em pessoas sejam manifestados.

- Ao limpar a energia negativa do campo das pessoas, é reestabelecida a conexão delas, por exemplo, com o Divino e o fluxo da prosperidade, pois ocorre a elevação do ponto de atração.

- Gera bem-estar, equilíbrio emocional, autenticidade, harmonia interior, calma, paz, discernimento e serenidade, por remover toda e qualquer causa energética de oscilações emocionais.

- Aumenta a intuição, a sensibilidade a oscilações e equilibra sentidos extrafísicos, tais como: psicometria, clarividência, clariaudiência.

- Ajuda na superação de situações traumáticas como abusos físicos, sexuais, emocionais, acidentes ou outros traumas.

COMO UTILIZAR:

- Não requer alinhamento norte-sul.
- Não requer o uso de corretivos ou objetivos.
- Basta apenas colocar o testemunho no centro do gráfico.
- Meça com a Radiestesia a necessidade do tempo de emissão e exposição.
- Gire o pêndulo no sentido horário no tempo determinado pela medição e deixe exposto pelo tempo necessário.

CORAGEM

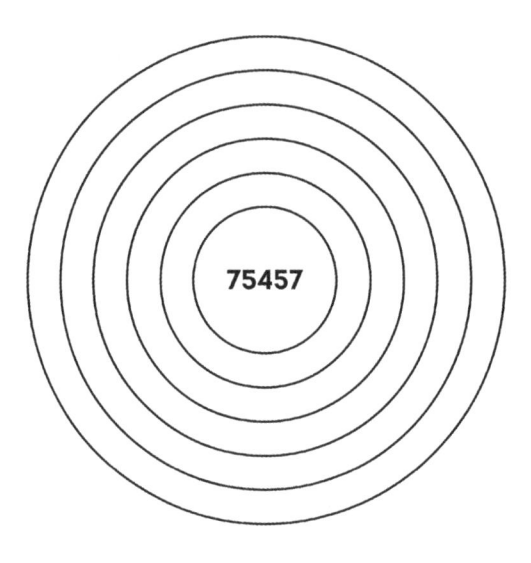

75457

Dimensão do gráfico (para impressão): 15 cm x 15 cm

APLICAÇÕES:

- Gera, aumenta e fortalece a autoconfiança e a autoestima.

- Permite e facilita a realização de sonhos que antes eram impossibilitados pelo medo ou receios.

- Estimula a vivência de novas experiências, o que aumenta a alegria e felicidade por viver.

- Desfaz estados depressivos, apáticos e padrões de vitimismo.

- Estimula o sucesso pessoal e profissional, por fazer com que a pessoa tenha força de vontade para fazer seus desejos acontecerem.

- Possibilita o crescimento pessoal e até o nível de prosperidade das pessoas, por estimular que oportunidades sejam aproveitadas com maior discernimento.

- Ajuda na superação de obstáculos e barreiras, quaisquer que sejam (pessoais, profissionais, emocionais etc).

- Dissolve as resistências que impedem a conquista daquilo que se deseja: birra, rebeldia e outros comportamentos antagônicos.

- Cria uma visão mais otimista da vida, pois reduz os níveis de medo.

- Estimula o autoconhecimento e a descoberta de dons ocultos e habilidades latentes.

- Gera mais liberdade e independência emocional.

- Impede que a pessoa seja travada, ou tenha sua vida travada, apesar da presença de situações ou pessoas desconhecidas.

COMO UTILIZAR:

- Não requer alinhamento norte-sul.
- Não requer o uso de corretivos ou objetivos.
- Basta apenas colocar o testemunho no centro do gráfico.
- Meça com a Radiestesia a necessidade do tempo de emissão e exposição.
- Gire o pêndulo no sentido horário no tempo determinado pela medição e deixe exposto pelo tempo necessário.

GRÁFICOS DE ANÁLISE E MEDIÇÃO

Os gráficos de análise e medição nos ajudam a encontrar as causas de dores, doenças, alergias e problemas diversos, além de indicar percentuais, chances, probabilidades. Com os gráficos de análise e medição, você poderá medir opções de propostas de trabalho, negócios, convites, e todas as situações em que haja tomada de decisão.

Para utilizar os gráficos de análise e medição, coloque o testemunho no círculo vazio que está na base do gráfico.

Deixe o pêndulo um pouco acima do testemunho, em movimento de captação, e dê o comando "Indique".

Por exemplo: se você utilizar o gráfico de nutrição e alergias alimentares, faça a pergunta: "Qual é a causa das alergias de Fulano de Tal?", e depois dê o comando "Indique".

Aguarde alguns segundos, verifique a indicação e anote o resultado.

Sistemas

- ÓSSEO
- MUSCULAR
- CÉLULAS / TECIDOS / PELE
- PSICOLÓGICO
- PROPRIOCEPTOR
- AUDITIVO
- VISUAL
- IMUNOLÓGICO
- ENDÓCRINO
- RESPIRATÓRIO
- DIGESTÓRIO
- URINÁRIO
- REPRODUTOR
- LINFÁTICO
- CARDIOVASCULAR
- NERVOSO PERIFÉRICO
- NERVOSO CENTRAL

Bruno Gimenes • Patrícia Cândido • Luiz Mourão

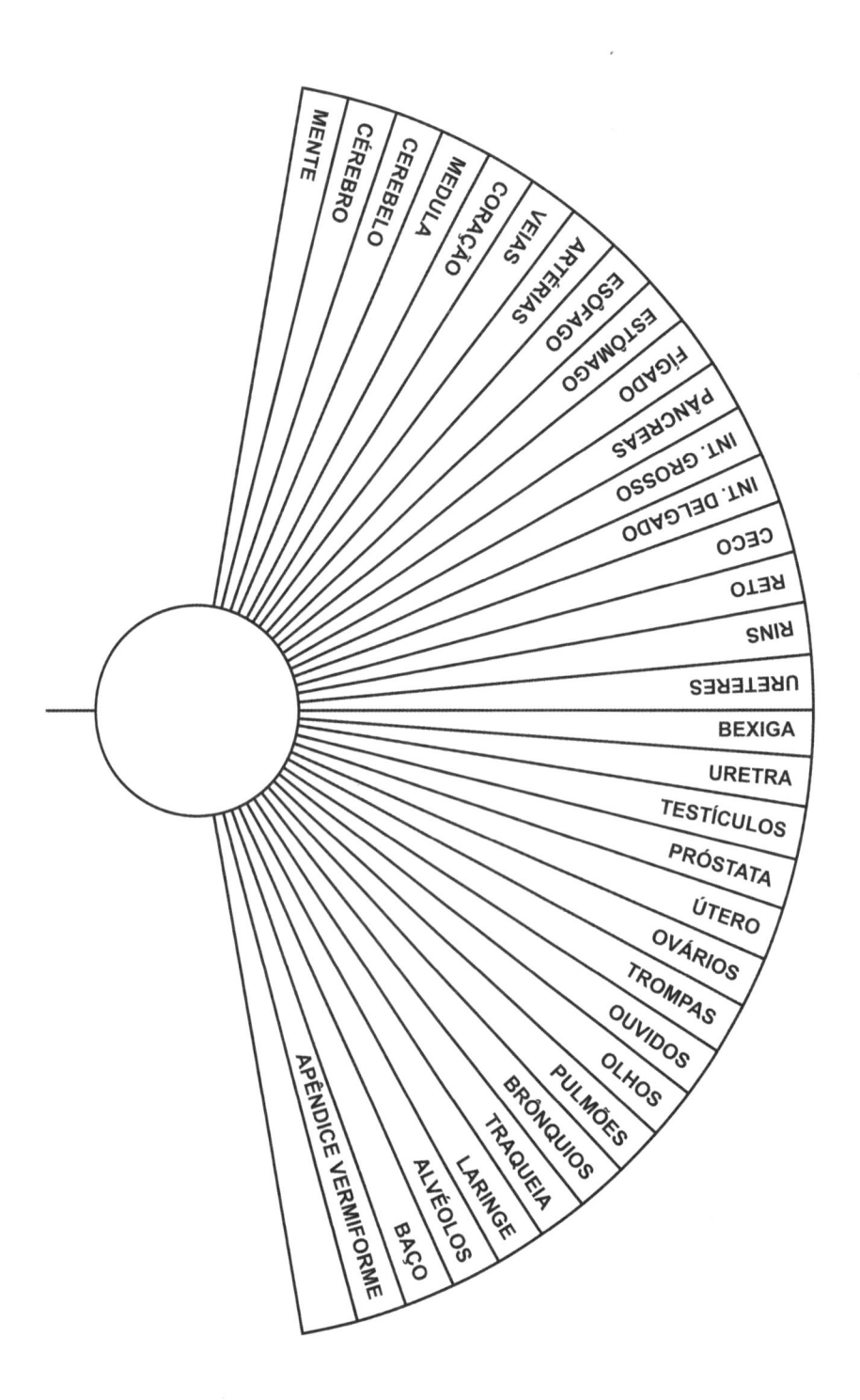

Órgãos

- MENTE
- CÉREBRO
- CEREBELO
- MEDULA
- CORAÇÃO
- VEIAS
- ARTÉRIAS
- ESÔFAGO
- ESTÔMAGO
- FÍGADO
- PÂNCREAS
- INT. GROSSO
- INT. DELGADO
- CECO
- RETO
- RINS
- URETERES
- BEXIGA
- URETRA
- TESTÍCULOS
- PRÓSTATA
- ÚTERO
- OVÁRIOS
- TROMPAS
- OUVIDOS
- OLHOS
- PULMÕES
- BRÔNQUIOS
- TRAQUEIA
- LARINGE
- ALVÉOLOS
- BAÇO
- APÊNDICE VERMIFORME

O Livro de Ouro da Radiestesia

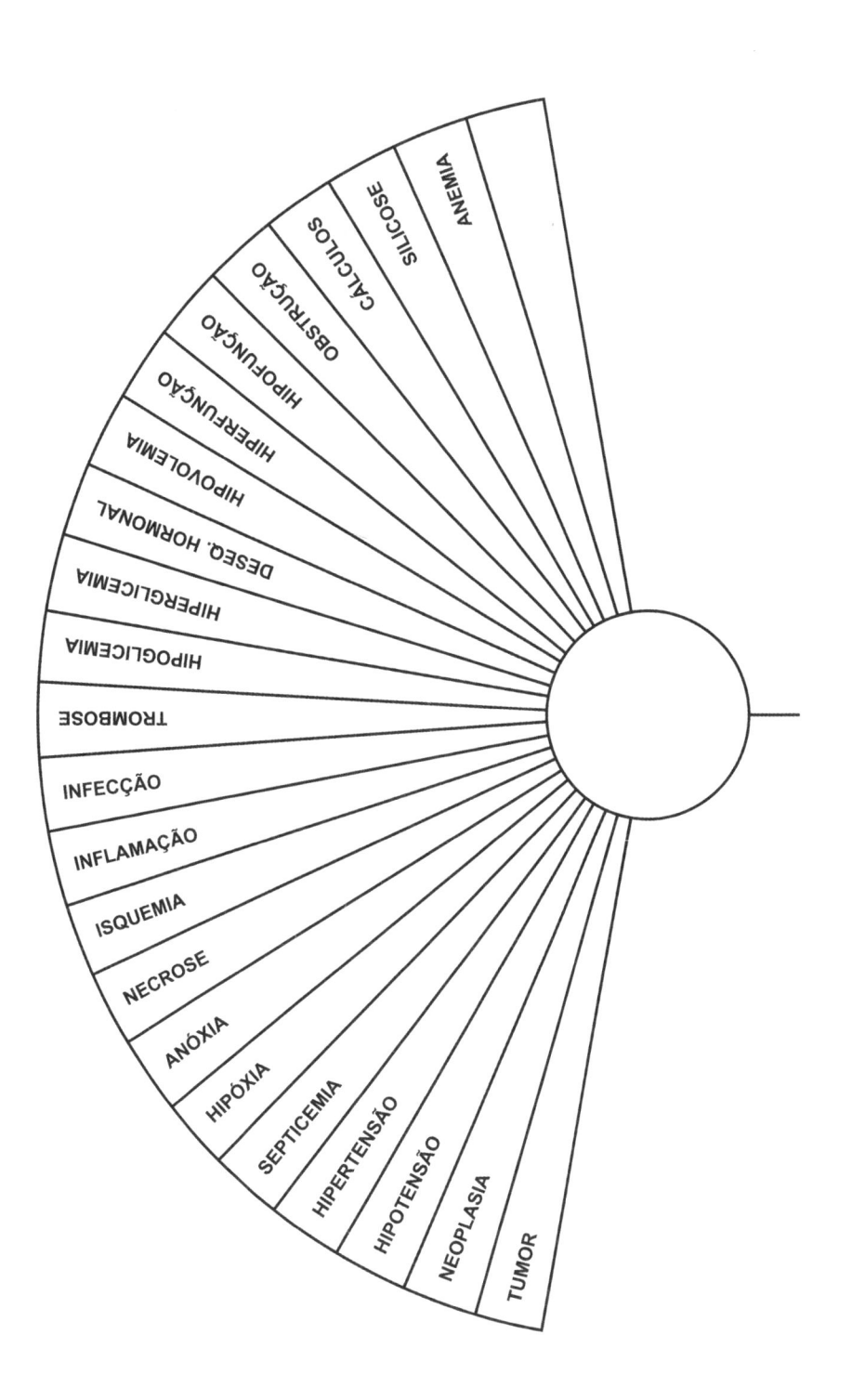

Condições

- ANEMIA
- SILICOSE
- CÁLCULOS
- OBSTRUÇÃO
- HIPOFUNÇÃO
- HIPERFUNÇÃO
- HIPOVOLEMIA
- DESEQ. HORMONAL
- HIPERGLICEMIA
- HIPOGLICEMIA
- TROMBOSE
- INFECÇÃO
- INFLAMAÇÃO
- ISQUEMIA
- NECROSE
- ANÓXIA
- HIPÓXIA
- SEPTICEMIA
- HIPERTENSÃO
- HIPOTENSÃO
- NEOPLASIA
- TUMOR

237

Causas 1

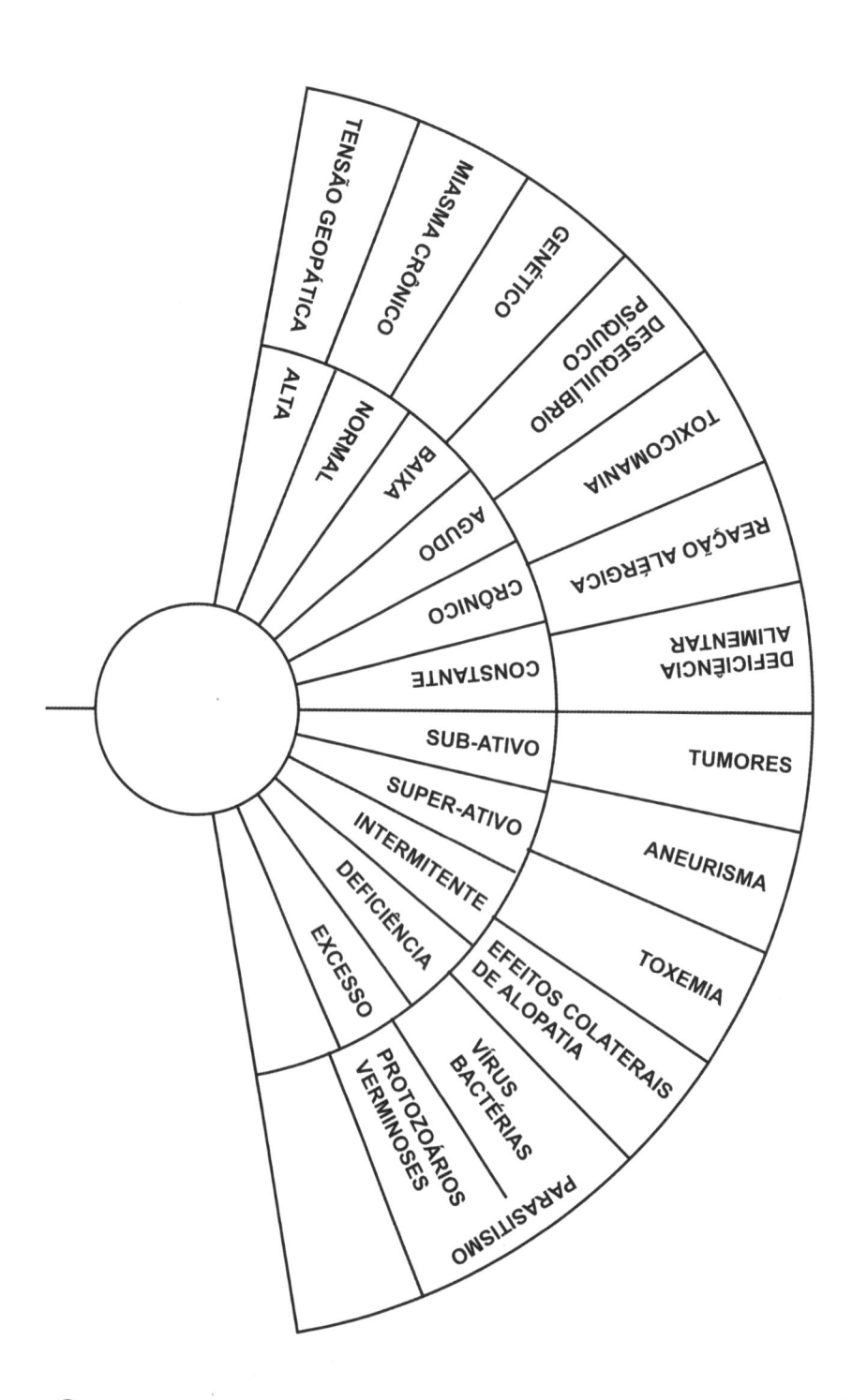

- TENSÃO GEOPÁTICA
- MIASMA CRÔNICO
- GENÉTICO
- DESEQUILÍBRIO PSÍQUICO
- TOXICOMANIA
- REAÇÃO ALÉRGICA
- DEFICIÊNCIA ALIMENTAR
- TUMORES
- ANEURISMA
- TOXEMIA
- EFEITOS COLATERAIS DE ALOPATIA
- VÍRUS BACTÉRIAS
- PROTOZOÁRIOS VERMINOSES
- PARASITISMO
- EXCESSO
- DEFICIÊNCIA
- INTERMITENTE
- SUPER-ATIVO
- SUB-ATIVO
- CONSTANTE
- CRÔNICO
- AGUDO
- BAIXA
- NORMAL
- ALTA

Causas 2

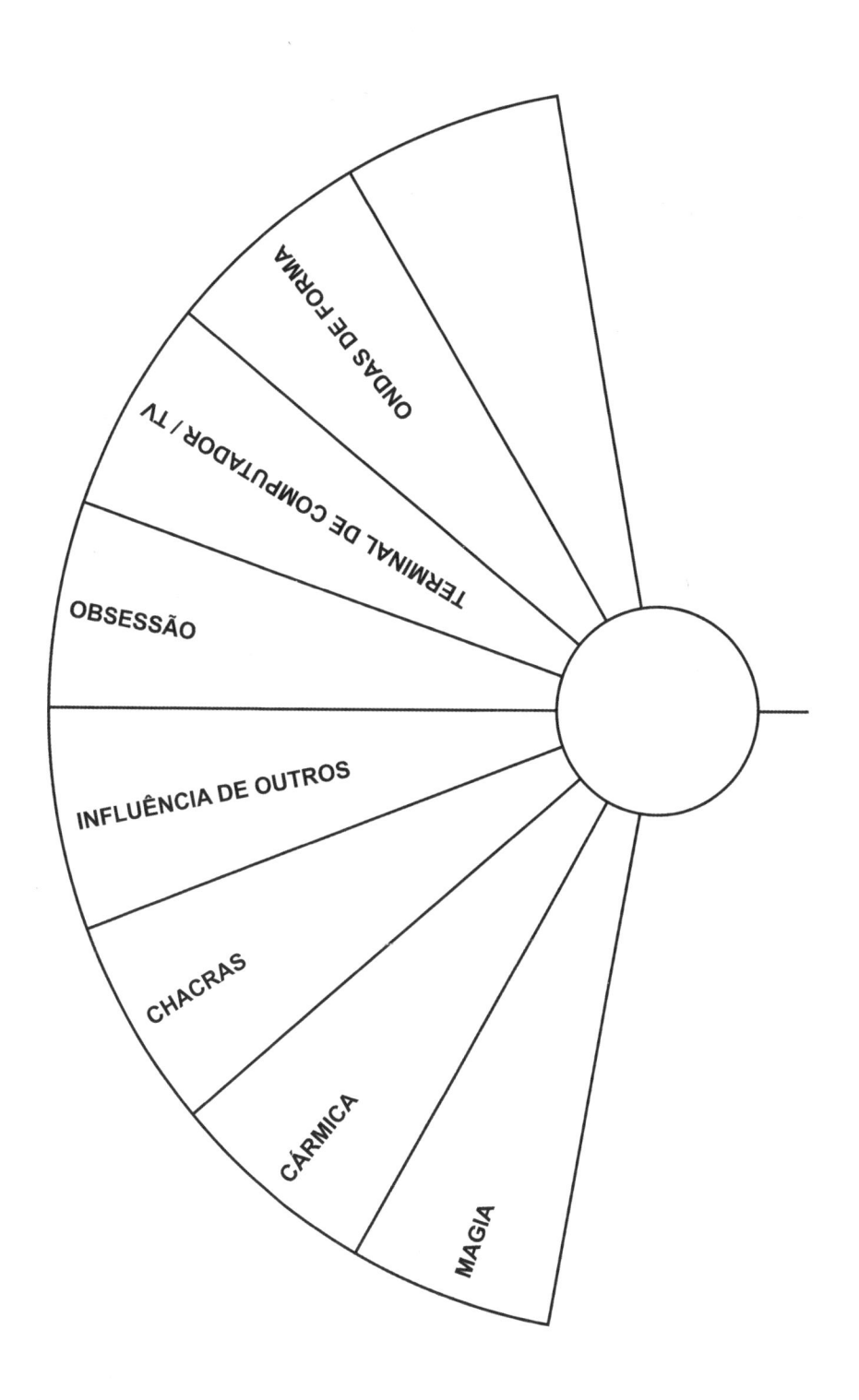

- ONDAS DE FORMA
- TERMINAL DE COMPUTADOR / TV
- OBSESSÃO
- INFLUÊNCIA DE OUTROS
- CHACRAS
- CÁRMICA
- MAGIA

Bruno Gimenes • Patrícia Cândido • Luiz Mourão

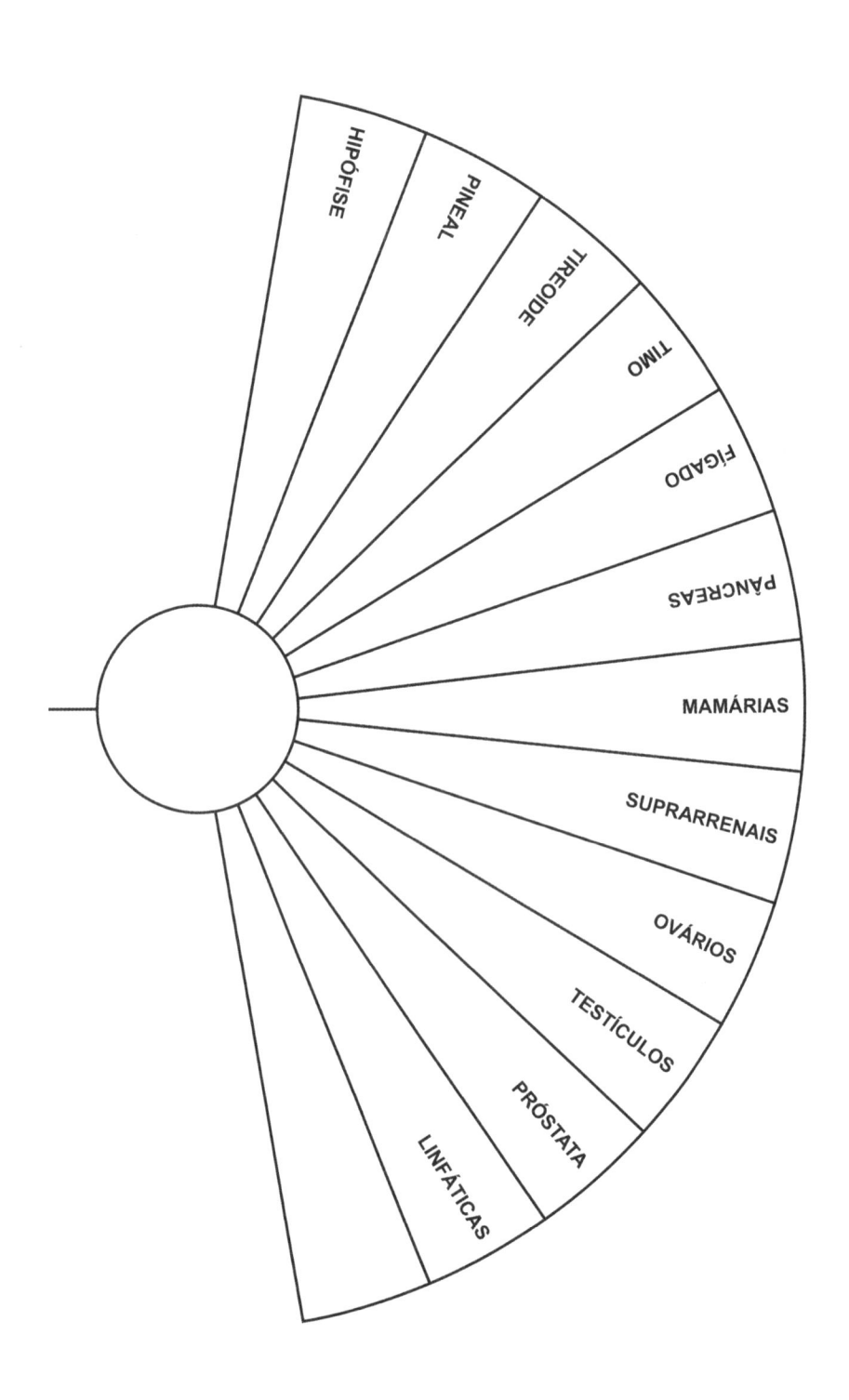

Glândulas

- HIPÓFISE
- PINEAL
- TIREOIDE
- TIMO
- FÍGADO
- PÂNCREAS
- MAMÁRIAS
- SUPRARRENAIS
- OVÁRIOS
- TESTÍCULOS
- PRÓSTATA
- LINFÁTICAS

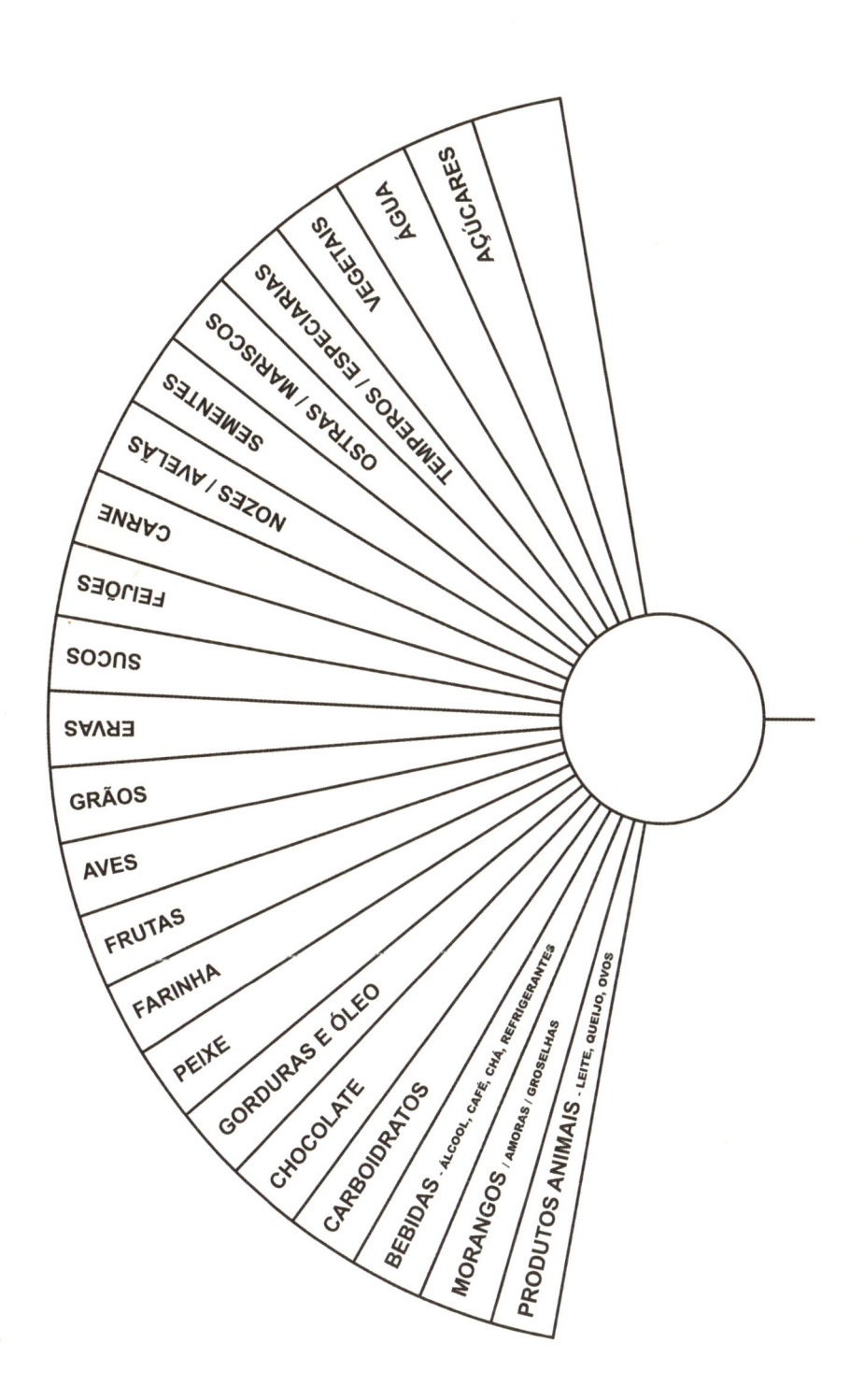

Nutrição e Alergias Alimentares

- AÇÚCARES
- ÁGUA
- VEGETAIS
- TEMPEROS / ESPECIARIAS
- OSTRAS / MARISCOS
- SEMENTES
- NOZES / AVELÃS
- CARNE
- FEIJÕES
- SUCOS
- ERVAS
- GRÃOS
- AVES
- FRUTAS
- FARINHA
- PEIXE
- GORDURAS E ÓLEO
- CHOCOLATE
- CARBOIDRATOS
- BEBIDAS - ÁLCOOL, CAFÉ, CHÁ, REFRIGERANTES
- MORANGOS / AMORAS / GROSELHAS
- PRODUTOS ANIMAIS - LEITE, QUEIJO, OVOS

Bruno Gimenes • Patrícia Cândido • Luiz Mourão

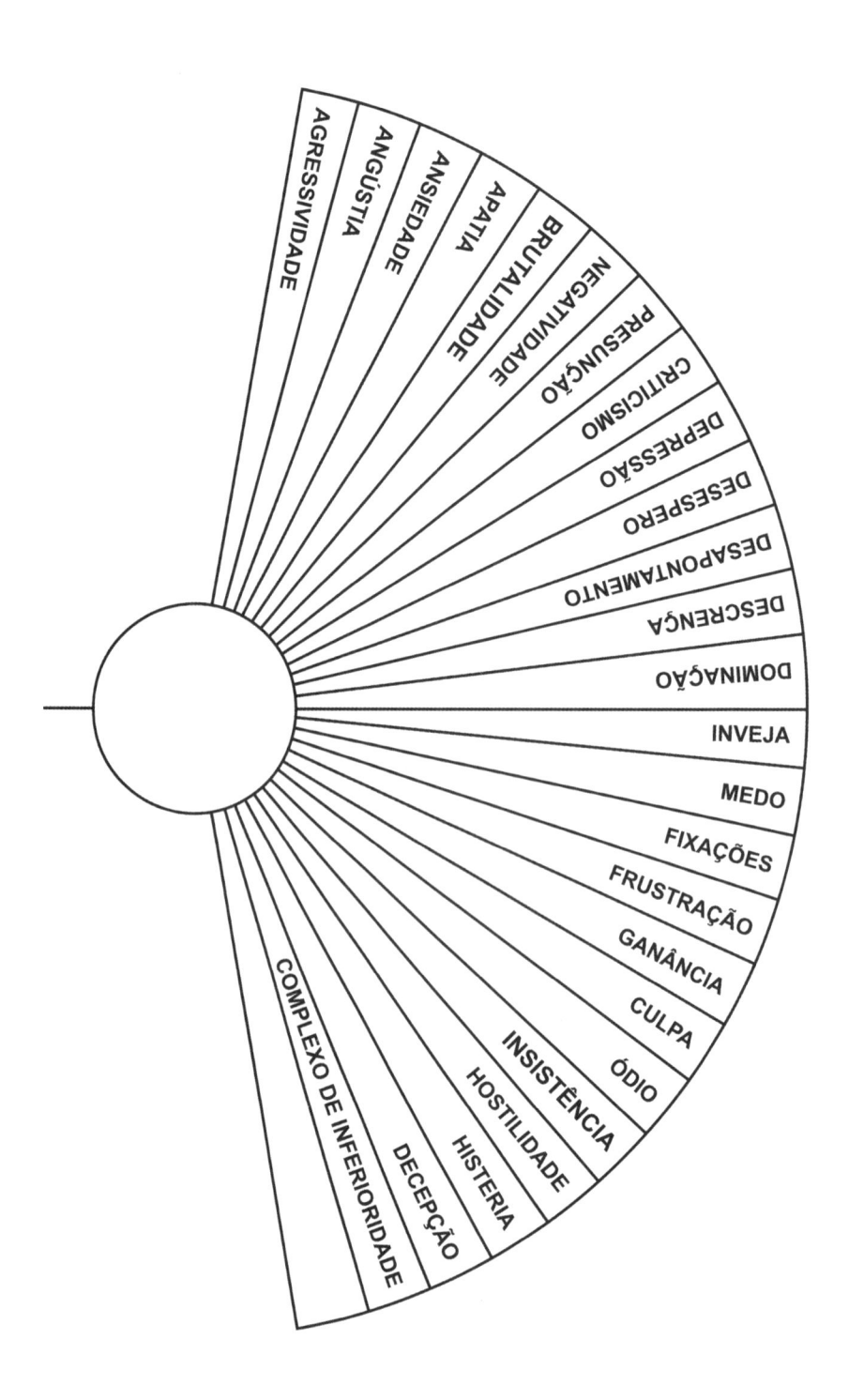

Estados Psíquicos 1

- AGRESSIVIDADE
- ANGÚSTIA
- ANSIEDADE
- APATIA
- BRUTALIDADE
- NEGATIVIDADE
- PRESUNÇÃO
- CRITICISMO
- DEPRESSÃO
- DESESPERO
- DESAPONTAMENTO
- DESCRENÇA
- DOMINAÇÃO
- INVEJA
- MEDO
- FIXAÇÕES
- FRUSTRAÇÃO
- GANÂNCIA
- CULPA
- ÓDIO
- INSISTÊNCIA
- HOSTILIDADE
- HISTERIA
- DECEPÇÃO
- COMPLEXO DE INFERIORIDADE

Estados Psíquicos 2

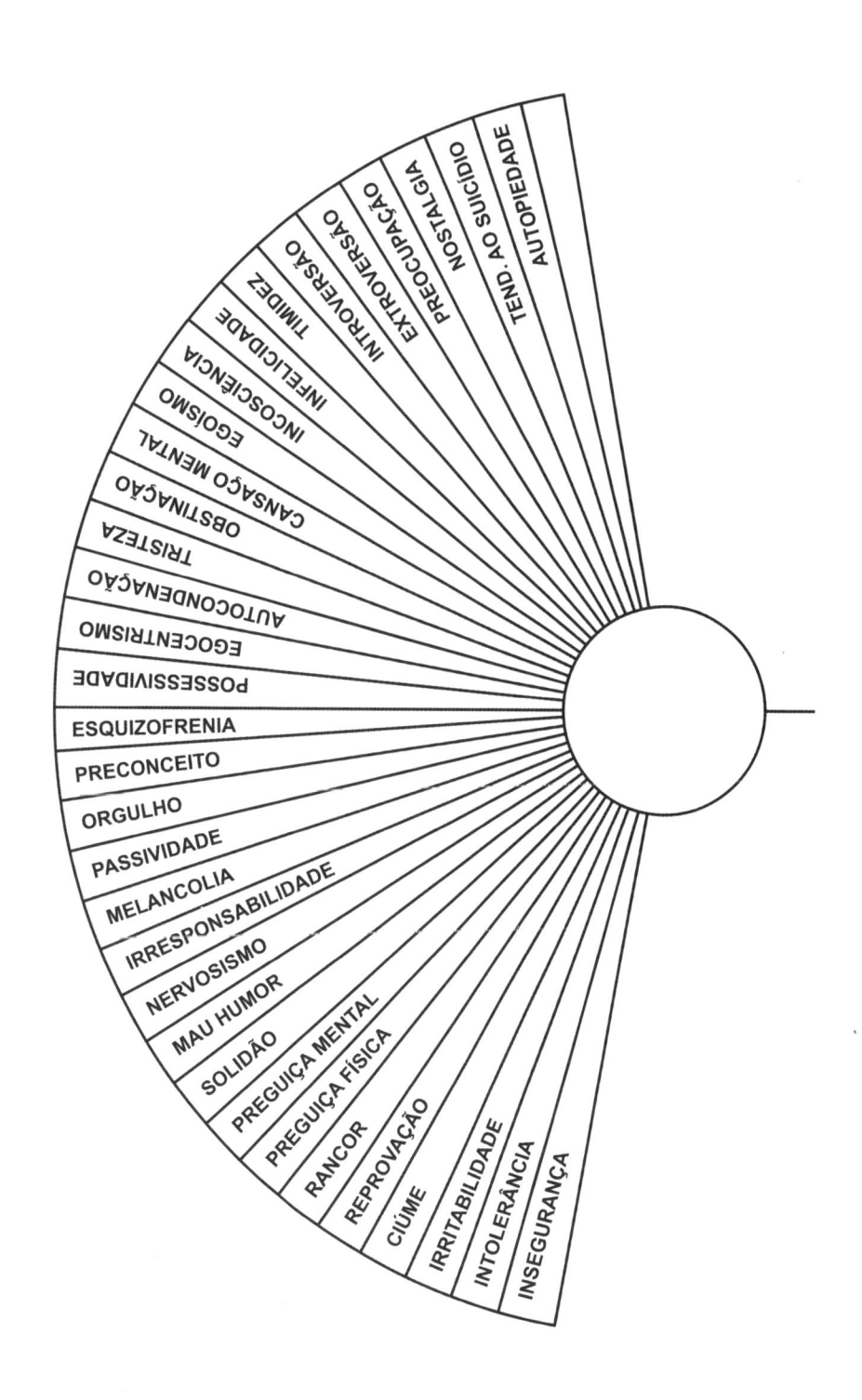

- AUTOPIEDADE
- TEND. AO SUICÍDIO
- NOSTALGIA
- PREOCUPAÇÃO
- EXTROVERSÃO
- INTROVERSÃO
- TIMIDEZ
- INFELICIDADE
- INCOSCIÊNCIA
- EGOÍSMO
- CANSAÇO MENTAL
- OBSTINAÇÃO
- TRISTEZA
- AUTOCONDENAÇÃO
- EGOCENTRISMO
- POSSESSIVIDADE
- ESQUIZOFRENIA
- PRECONCEITO
- ORGULHO
- PASSIVIDADE
- MELANCOLIA
- IRRESPONSABILIDADE
- NERVOSISMO
- MAU HUMOR
- SOLIDÃO
- PREGUIÇA MENTAL
- PREGUIÇA FÍSICA
- RANCOR
- REPROVAÇÃO
- CIÚME
- IRRITABILIDADE
- INTOLERÂNCIA
- INSEGURANÇA

Bruno Gimenes • Patrícia Cândido • Luiz Mourão

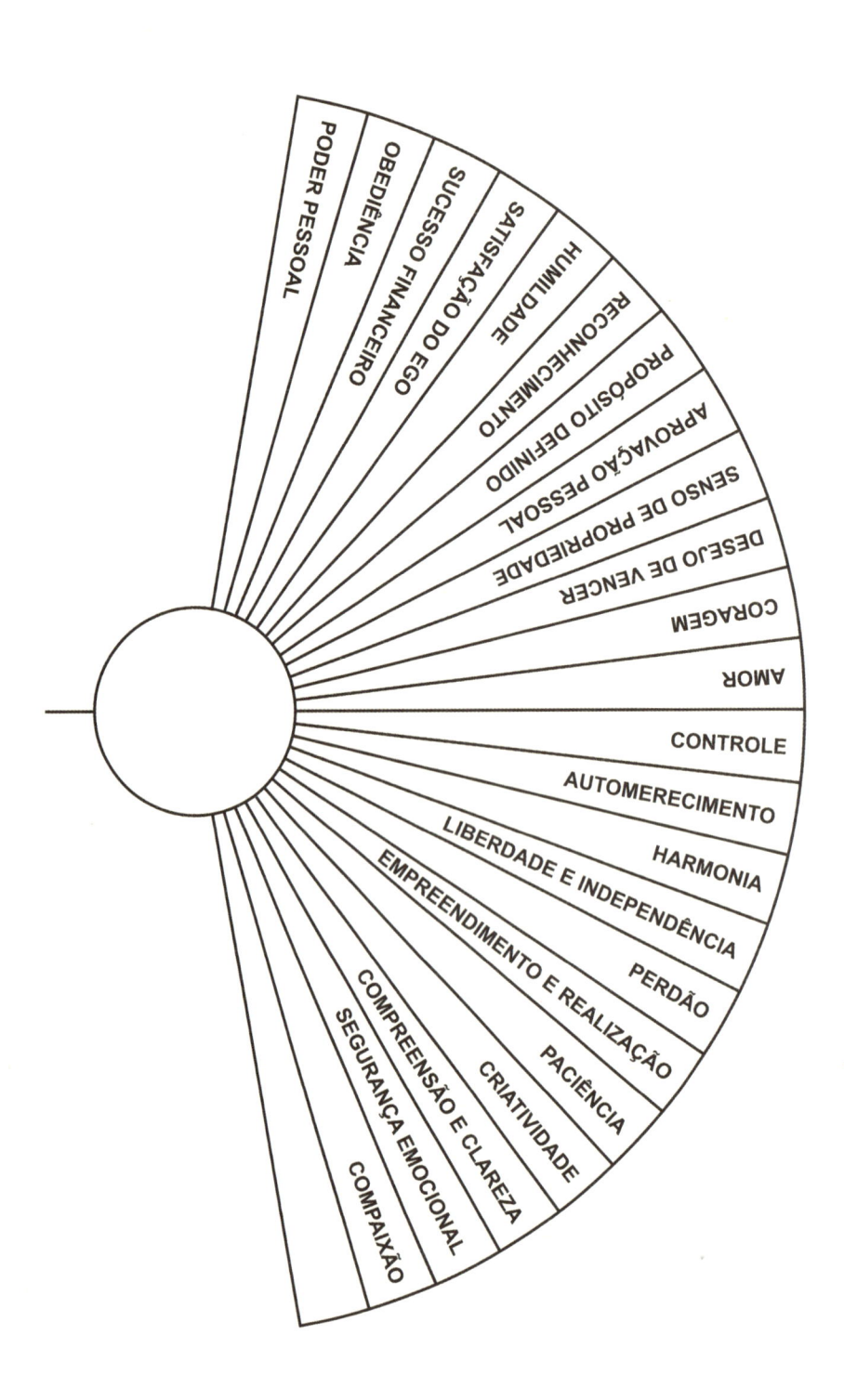

Motivações Pessoais

- PODER PESSOAL
- OBEDIÊNCIA
- SUCESSO FINANCEIRO
- SATISFAÇÃO DO EGO
- HUMILDADE
- RECONHECIMENTO
- PROPÓSITO DEFINIDO
- APROVAÇÃO PESSOAL
- SENSO DE PROPRIEDADE
- DESEJO DE VENCER
- CORAGEM
- AMOR
- CONTROLE
- AUTOMERECIMENTO
- HARMONIA
- LIBERDADE E INDEPENDÊNCIA
- EMPREENDIMENTO E REALIZAÇÃO
- PERDÃO
- PACIÊNCIA
- CRIATIVIDADE
- COMPREENSÃO E CLAREZA
- SEGURANÇA EMOCIONAL
- COMPAIXÃO

Compatibilidade em Relacionamentos

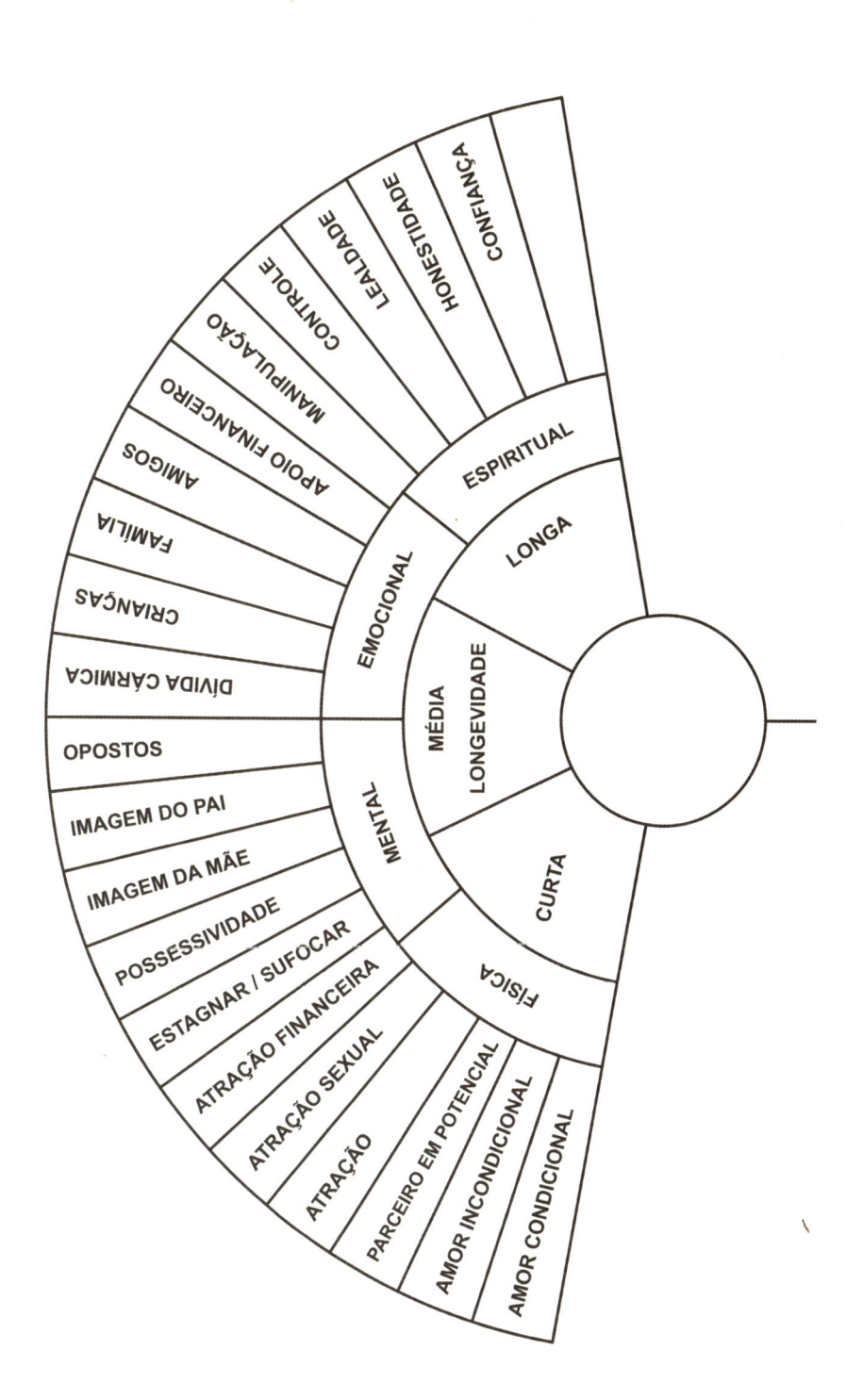

Níveis: Espiritual, Emocional, Mental, Física

Longevidade: Longa, Média, Curta

Aspectos:
- Confiança
- Honestidade
- Lealdade
- Controle
- Manipulação
- Apoio Financeiro
- Amigos
- Família
- Crianças
- Dívida Cármica
- Opostos
- Imagem do Pai
- Imagem da Mãe
- Possessividade
- Estagnar / Sufocar
- Atração Financeira
- Atração Sexual
- Atração
- Parceiro em Potencial
- Amor Incondicional
- Amor Condicional

Bruno Gimenes • Patrícia Cândido • Luiz Mourão

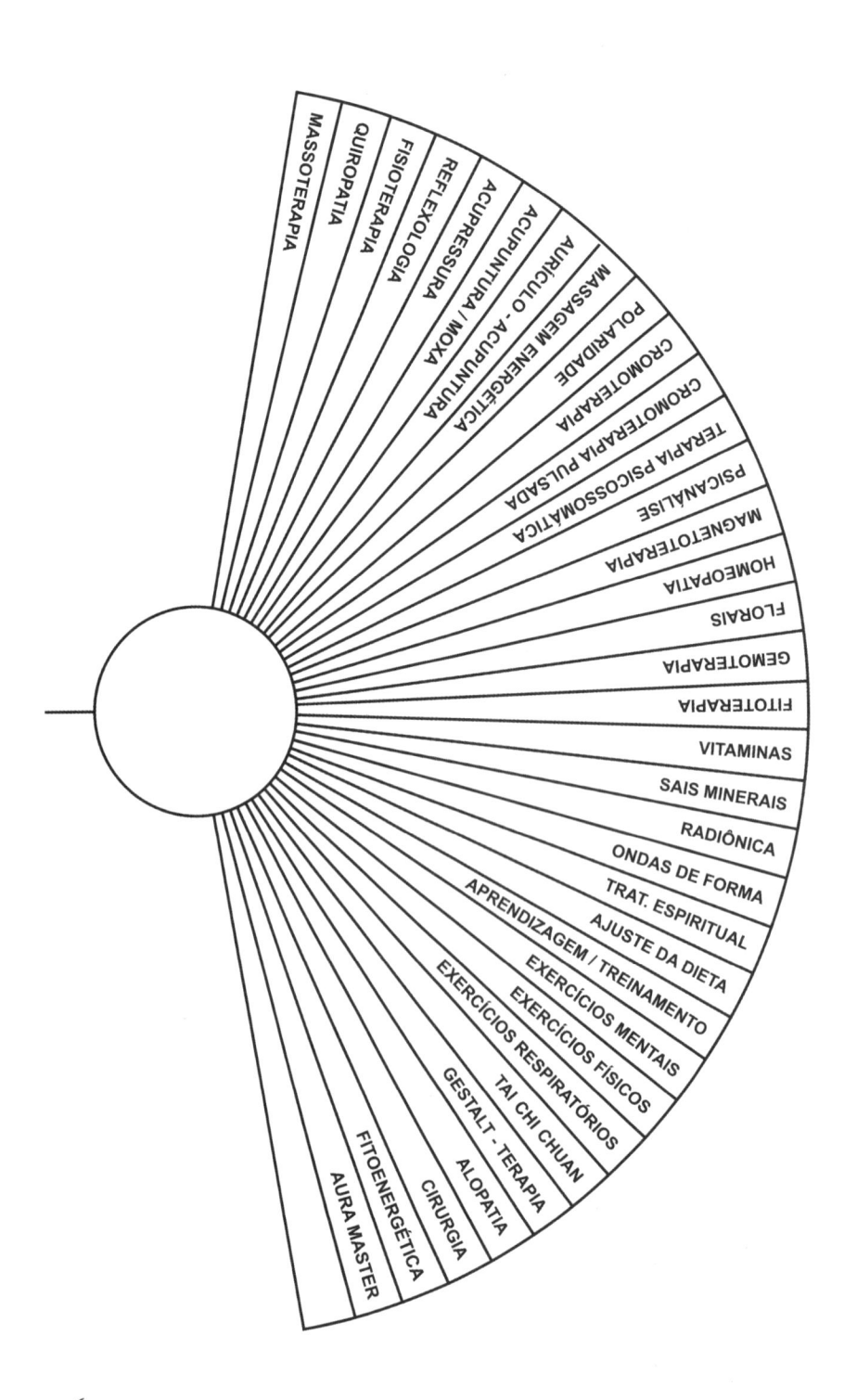

Tratamento

- MASSOTERAPIA
- QUIROPATIA
- FISIOTERAPIA
- REFLEXOLOGIA
- ACUPRESSURA
- ACUPUNTURA / MOXA
- AURÍCULO - ACUPUNTURA
- MASSAGEM ENERGÉTICA
- POLARIDADE
- CROMOTERAPIA
- CROMOTERAPIA PULSADA
- TERAPIA PSICOSSOMÁTICA
- PSICANÁLISE
- MAGNETOTERAPIA
- HOMEOPATIA
- FLORAIS
- GEMOTERAPIA
- FITOTERAPIA
- VITAMINAS
- SAIS MINERAIS
- RADIÔNICA
- ONDAS DE FORMA
- TRAT. ESPIRITUAL
- AJUSTE DA DIETA
- APRENDIZAGEM / TREINAMENTO
- EXERCÍCIOS MENTAIS
- EXERCÍCIOS FÍSICOS
- EXERCÍCIOS RESPIRATÓRIOS
- TAI CHI CHUAN
- GESTALT - TERAPIA
- ALOPATIA
- CIRURGIA
- FITOENERGÉTICA
- AURA MASTER

O Livro de Ouro da Radiestesia

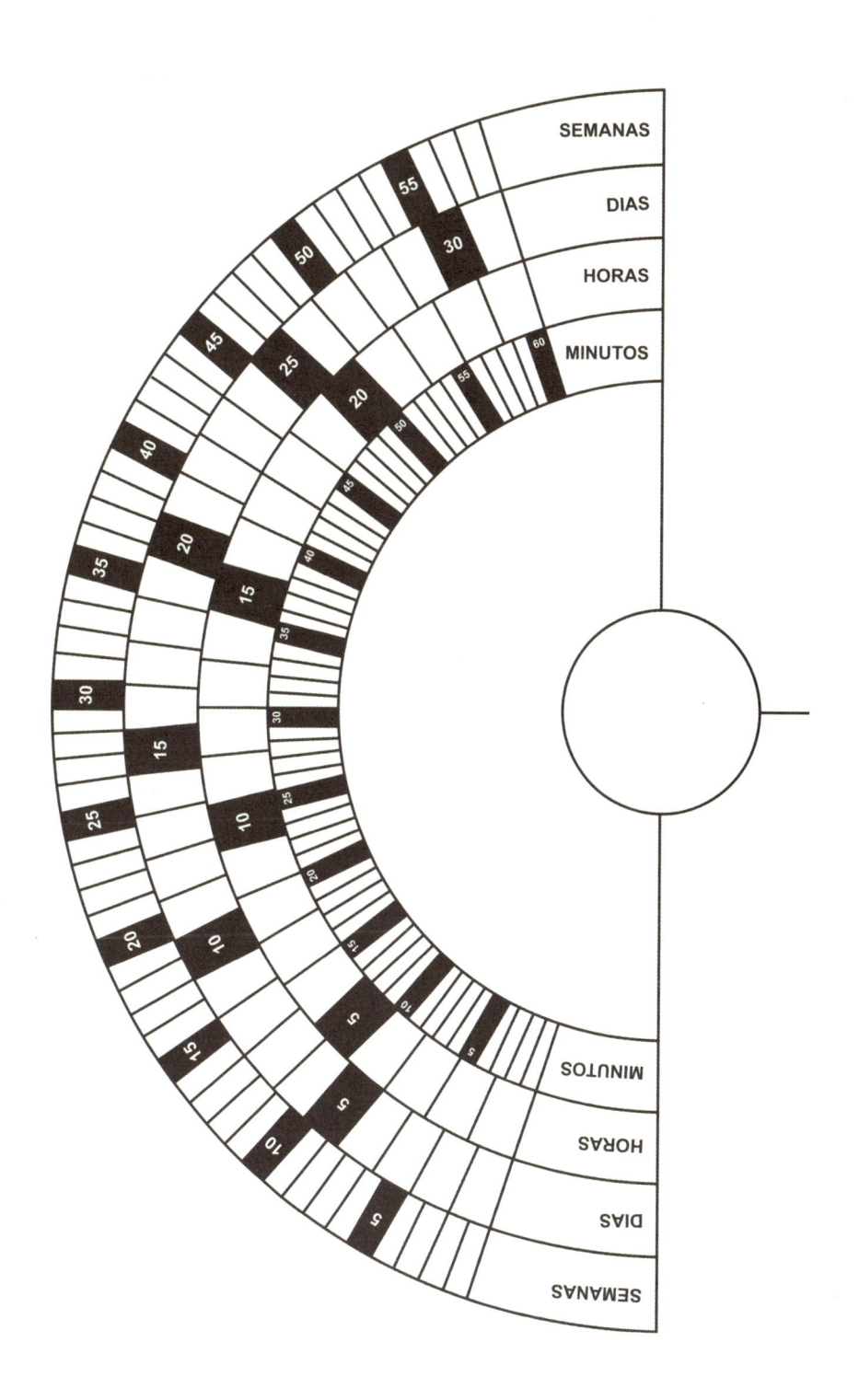

Relógio Radiestésico

247

Bruno Gimenes • Patrícia Cândido • Luiz Mourão

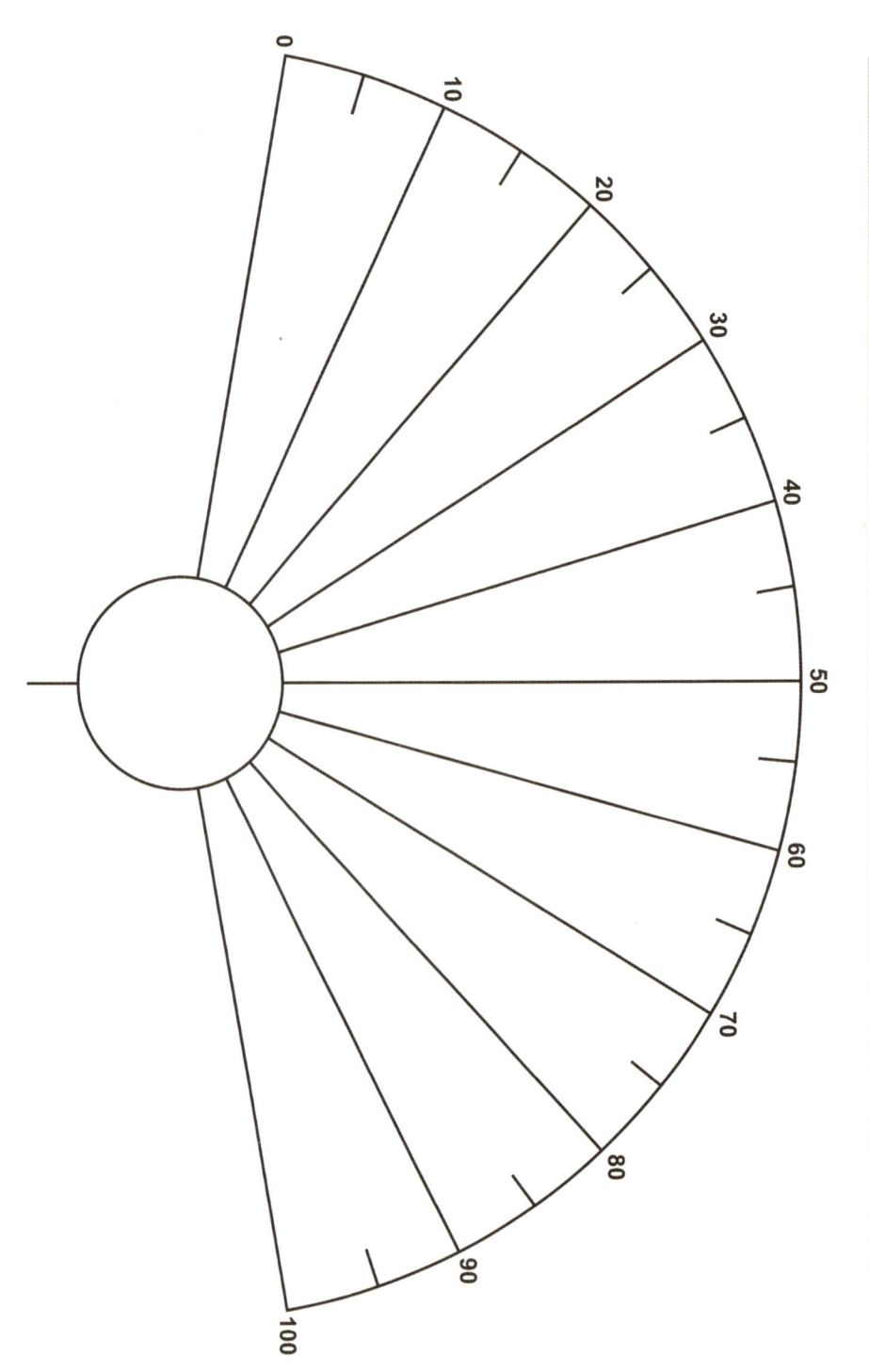

Análise Geral

Análise dos Chacras

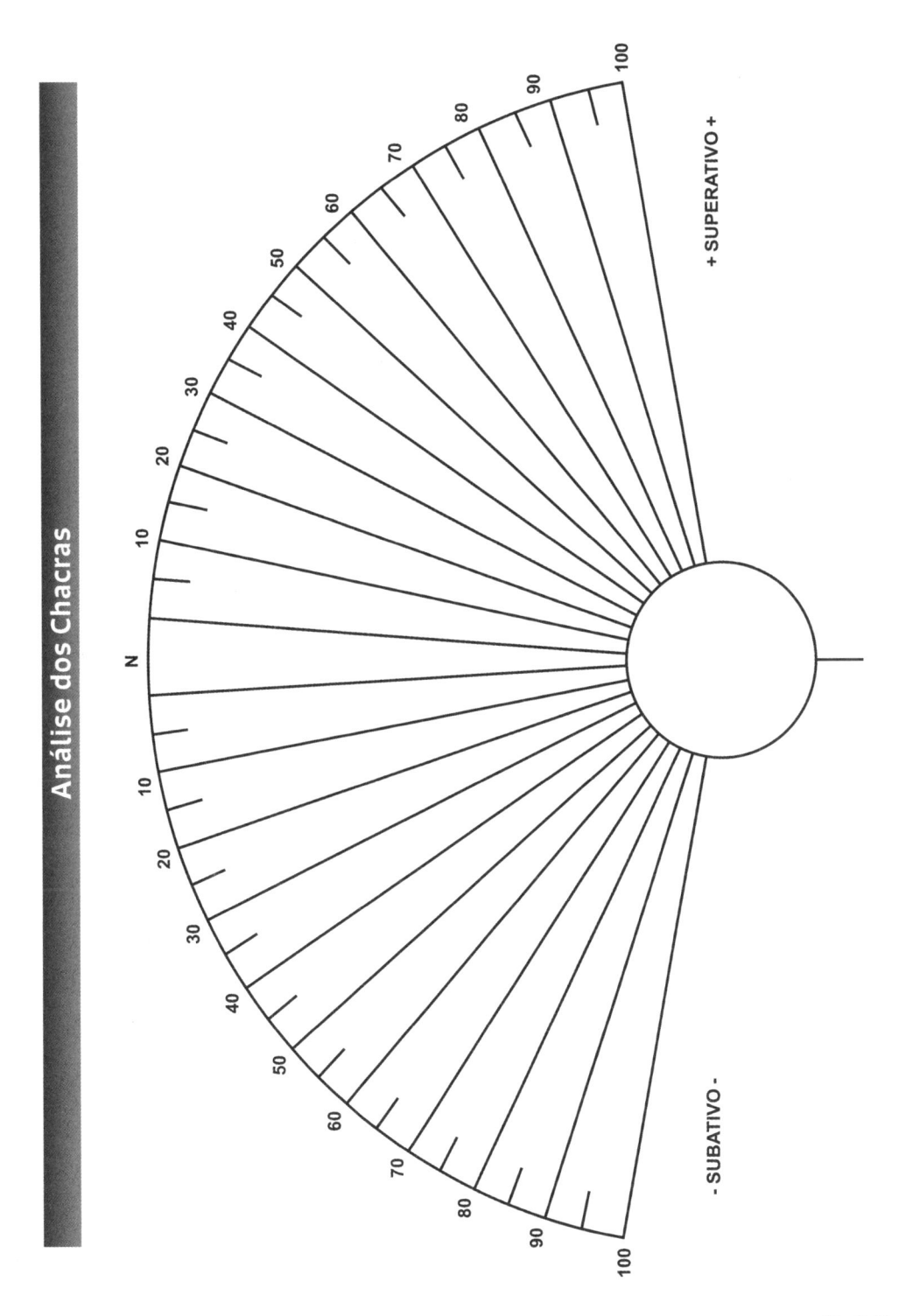

+ SUPERATIVO +

- SUBATIVO -

UM CONVITE ESPECIAL

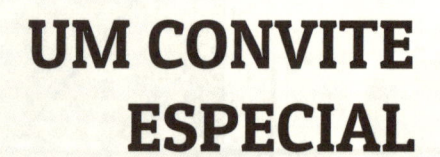

Ao encerrar esta jornada pelo fascinante mundo da Radiestesia, é evidente que exploramos um campo de conhecimento que transcende as fronteiras da compreensão convencional. Nossa busca para compreender e dominar as energias que permeiam o universo nos levou a descobrir habilidades que muitas vezes permanecem adormecidas dentro de nós. A Radiestesia, essa arte ancestral que se entrelaça com a intuição e a sensibilidade, revelou-se uma ferramenta poderosa para acessar informações ocultas e desvendar mistérios que desafiam a explicação lógica.

À medida que mergulhamos nos princípios da Radiestesia, testemunhamos a profunda conexão entre mente e matéria, entre o observador e o observado. A sintonia fina que desenvolvemos com os instrumentos radiestésicos não é apenas uma técnica, mas um convite para uma sinfonia cósmica na qual participamos ativamente. Aprendemos a interpretar os movimentos do pêndulo, compreendendo que somos parte de uma dança invisível de energias que interagem conosco e com nosso entorno.

Não podemos esquecer do grande poder que a Radiestesia carrega consigo. Como qualquer ferramenta, seu uso pode ser tanto para o bem quanto para outros fins. Devemos sempre abraçar essa prática com responsabilidade e ética, utilizando-a para promover equilíbrio, cura e compreensão, tanto em nossas vidas quanto na vida daqueles que nos cercam.

Para finalizar esta obra, convidamos você a continuar explorando, experimentando e expandindo seus horizontes na Radiestesia. Que esta jornada tenha inspirado uma abertura maior para a intuição e a conexão com as energias sutis que o rodeiam. Assim, permitimos que o mistério persista, convidando-nos a explorar sempre mais profundamente os segredos que o universo guarda e a abraçar o infinito potencial do conhecimento radiestésico. Que suas buscas sejam repletas de descobertas e que sua jornada seja iluminada pela luz da sabedoria radiestésica.

Com carinho,

Bruno, Patrícia e Luiz

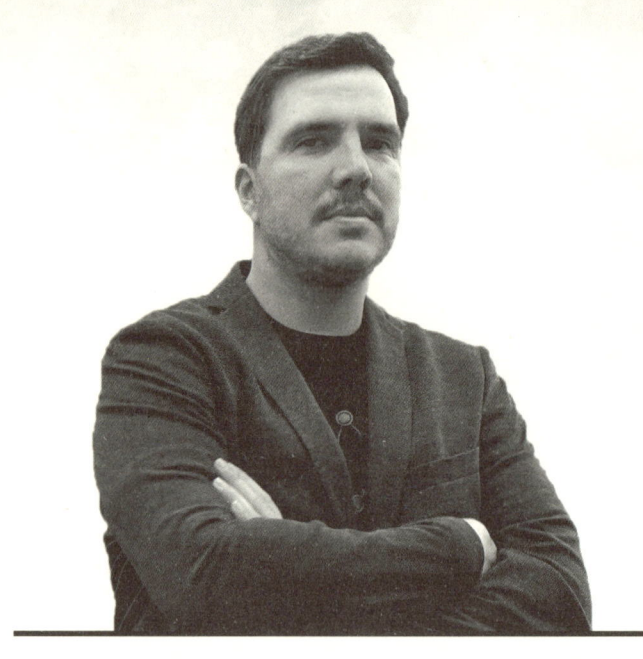

Bruno Gimenes é cofundador e diretor de tecnologia e conteúdo no Grupo Luz da Serra, referência em desenvolvimento pessoal e espiritualidade. Além de mentor em prosperidade, é criador da Fitoenergética – sistema de tratamento natural inédito no mundo, que tem como base a energia vibracional contida nas plantas, reconhecido inclusive pelo Ministério da Saúde – e também do Aura Master – uma técnica terapêutica de ação rápida que ativa poderes ocultos de autocura. Com 26 livros publicados – sendo 12 best-sellers, inúmeras mentorias e mais de 2500 palestras em seu currículo, Bruno impacta milhões de vidas ao redor do mundo diariamente, tanto no seu próprio canal, que já soma mais de 755 mil inscritos no YouTube, quanto no canal Luz da Serra Oficial, que tem 2 milhões de inscritos.

brunojgimenes Bruno Gimenes Luz da Serra

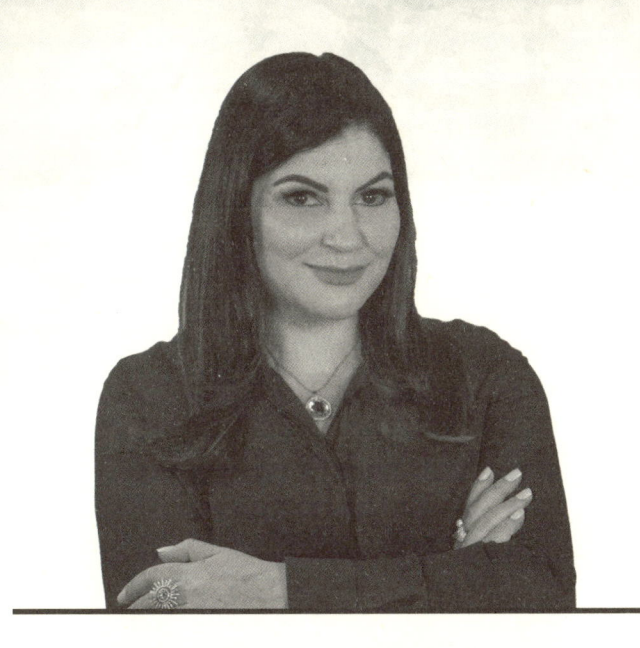

Patrícia Cândido é CEO do Grupo Luz da Serra, filósofa e pesquisadora na área da espiritualidade há 20 anos, além de mentora e palestrante internacional, com mais de 150 mil alunos em seus treinamentos. Tem 22 obras publicadas, sendo 10 best-sellers no Brasil e na Europa. No seu Instagram, se conecta diariamente com mais de 400 mil seguidores, e no Canal Luz da Serra no YouTube proporciona conteúdo de qualidade para seus 2 milhões de inscritos. Ela é Embaixadora Mundial da Fitoenergética, sistema de tratamento natural inédito no mundo, que tem como base a energia vibracional contida nas plantas, reconhecido inclusive pelo Ministério da Saúde. Já participou de diversos programas de TV e publicou textos nos maiores veículos da imprensa brasileira.

⌾ pat.candido   ▶ Luz da Serra

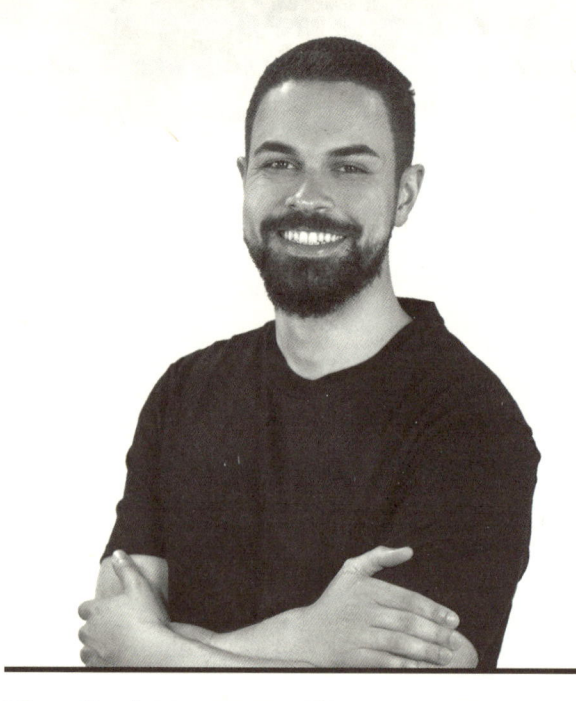

Luiz Mourão é Mestre Reiki, Mestre Seichim e Mestre Karuna, além de mentor de espiritualidade e professor. Formado em Engenharia Mecânica e Mestre em Engenharia Aeronáutica pelo ITA, ele se sentia desconectado do seu propósito, e por isso decidiu pela carreira de professor na área da espiritualidade e desenvolvimento pessoal. Hoje, Luiz é gestor do polo universitário da Luz da Serra, onde ensina duas tecnologias terapêuticas consagradas e chanceladas pelo Ministério da Educação e Cultura (MEC), validadas por mais de 150 mil alunos em mais de 40 países, que são a Fitoenergética e o Aura Master.

oluizmourao   Luz da Serra

BIBLIOGRAFIA

AURIVE, Marc. *Radiestesia – Aplicações Práticas para Sua Vida Cotidiana*. Editora Rideel, 1993.

CAMPADELLO, Pier. *Pêndulos – Prática em Radiestesia*. São Paulo: Editora Madras, 2014.

HARTMAN, Jane E. *Radiônica e Radiestesia: Manual de Trabalho com Padrões de Energia*. São Paulo: Editora Pensamento, 2006.

LAVALOU, Yvon. *Radiestesia – Manual de Utilização do Pêndulo*. Rio de Janeiro: Editora Record, 1989.

NIELSEN, Greg. POLANSKY, Joseph. *O Poder dos Pêndulos – O mistério da energia do universo desvendado pela força da nossa percepção intuitiva*. São Paulo: Editora Nova Era, 2005.

RIBAULT, Juan. *Radiônica – A Ciência do Futuro*. Editora Roka, 1997.

RODRIGUES, António. *Os Novos Gráficos em Radiestesia*. 8. ed. São Paulo: Editora Alfabeto, 2021.

RODRIGUES, António. *Radiestesia – Prática e Avançada*. 6. ed. São Paulo: Editora Alfabeto, 2016.

RODRIGUES, António. *Radiestesia – Ciência e Magia*. 3. ed. São Paulo: Editora Alfabeto, 2015.

RODRIGUES, António. *Radiestesia Clássica e Cabalística*. Fábrica das Letras, 2003.

Transformação pessoal, crescimento contínuo,
aprendizado com equilíbrio e consciência elevada.
Essas palavras fazem sentido para você?
Se você busca a sua evolução espiritual,
acesse os nossos sites e redes sociais:

Luz da Serra Editora
no **Instagram**:

Conheça também nosso **Selo MAP –
Mentes de Alta Performance:**

No **Instagram**:

Luz da Serra Editora
no **Facebook**:

No **Facebook**:

Conheça todos os nossos livros
acessando nossa **loja virtual**:

Conheça os sites das outras
empresas do Grupo Luz da Serra:

luzdaserra.com.br

iniciados.com.br

luzdaserra

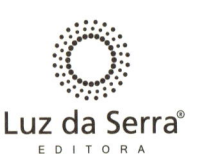

Luz da Serra®
EDITORA

Rua das Calêndulas, 62 – Juriti
Nova Petrópolis / RS – CEP 95150-000
Fone: (54) 99263-0619
E-mail: loja@luzdaserra.com.br